免疫检查点抑制剂相关心肌炎
——从基础到临床

主　编　葛均波　程蕾蕾

副主编　陈慧勇　曾　军　郑宏超　陆　浩

复旦大學 出版社

编 委 会

主 编

葛均波　程蕾蕾

副主编

陈慧勇　曾 军　郑宏超　陆 浩

编 委

葛均波　复旦大学附属中山医院心内科
程蕾蕾　复旦大学附属中山医院心脏超声诊断科
陈慧勇　复旦大学附属中山医院风湿免疫科
曾 军　上海交通大学医学院附属第九人民医院黄浦分院心血管内科
郑宏超　上海市徐汇区中心医院心内科
陆 浩　复旦大学附属中山医院心内科
林瑾仪　复旦大学附属中山医院心内科
陈佳慧　复旦大学附属中山医院心内科
王 聪　复旦大学附属中山医院心内科
章 箎　复旦大学附属中山医院心内科
刘荣乐　复旦大学附属中山医院心内科
丁珍贞　复旦大学附属中山医院心内科
沈毅辉　复旦大学附属中山医院心内科
张 卉　复旦大学附属中山医院心内科
许宇辰　复旦大学附属中山医院心内科
陈怡帆　复旦大学附属中山医院心内科
王 妍　复旦大学附属中山医院肿瘤内科
王志明　复旦大学附属中山医院肿瘤内科
张世龙　复旦大学附属中山医院肿瘤内科
李 政　复旦大学附属中山医院心脏超声诊断科
汪雪君　复旦大学附属中山医院心脏超声诊断科

张　健　复旦大学附属中山医院心脏超声诊断科

何小珍　复旦大学附属中山医院心脏超声诊断科

韩孟晓　复旦大学附属中山医院心脏超声诊断科

吴　薇　复旦大学附属中山医院药剂科

李　静　复旦大学附属中山医院药剂科

王春晖　复旦大学附属中山医院药剂科

蔡青青　复旦大学附属中山医院药剂科

刘　琛　复旦大学附属中山医院心外科

徐　晨　复旦大学附属中山医院病理科

赵士海　复旦大学附属中山医院放射诊断科

胡鹏程　复旦大学附属中山医院核医学科

魏莉莉　上海市徐汇区中心医院心内科

周宇翔　复旦大学上海医学院

刘语瞳　南京医科大学第一临床医学院

主 编 简 介

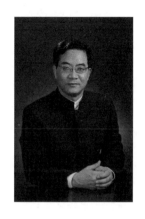

葛均波　中国科学院院士、国际著名心血管病专家、长江学者特聘教授、国家杰青。现任复旦大学附属中山医院心内科主任、教授，国家放射与治疗临床医学中心主任，上海市心血管病研究所所长，中国医师协会心血管内科医师分会会长等。长期致力于推动我国重大心血管疾病诊疗技术革新和成果转化，先后荣获全国先进工作者、白求恩奖章等荣誉。共发表SCI收录的通讯作者论文600篇；主编英文专著1部、中文专著22部，主编的《内科学》（第9版）于2021年获全国教材建设一等奖。作为第一完成人获得国家科技进步二等奖等科技奖项16项。

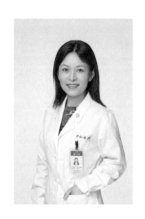

程蕾蕾　主任医师，教授，博士生导师。复旦大学附属中山医院心内科肿瘤心脏病亚专科主任、科研处副处长。担任中国医师协会肿瘤心脏病学专业委员会副主任委员、中国抗癌协会整合肿瘤心脏病学分会常务委员及 *Cardio-Oncology* 国际编委等。牵头开设华东地区第一个肿瘤心脏病学多学科联合门诊。主持国家自然科学基金面上项目等科研课题27项。作为通讯或第一作者发表论文107篇，其中SCI论文25篇。44项专利获得国家知识产权局授权，26项专利成功转化。荣膺中华医学科技二等奖等多种奖项。撰写出版我国第一部肿瘤心脏病学科普书《说句心里话2》等。

前　言　| Preface

免疫检查点抑制剂让人类首次在"治愈"层面看到了攻克晚期恶性肿瘤的希望。发现免疫检查点抑制剂抗肿瘤作用的科学家也因此获得 2018 年诺贝尔生理学或医学奖。这一类新型药物包括 PD-1 抑制剂、PD-L1 抑制剂、CTLA4 抑制剂等，很多品类已经进入国家和各个省市的医保目录，在我国各级医院逐渐广泛应用。

但这类"抗癌神药"可能引发不同程度的免疫相关不良反应。文献报道，免疫检查点抑制剂相关心肌炎的发生率为 $0.06\% \sim 3.80\%$。其临床表现具有显著异质性，诊断与治疗往往需要心内科、肿瘤内科、免疫学、临床药学等多个学科交叉合作，因此，这部分患者的实际发病率可能被严重低估。即便能够得到及时诊断，也往往因为缺乏相应治疗经验而延误最佳抢救时机。而此类心肌炎发病后病程进展迅速，患者从症状发作到死亡的中位时间仅为 32 天，死亡率则高达 $39.7\% \sim 66.0\%$。因此，免疫检查点抑制剂相关心肌炎是当前心内科及肿瘤相关科室人员关注的重点和焦点。

截至目前，在世界范围内，针对免疫检查点抑制剂相关心肌炎的机制研究尚未得出统一结论。但得益于各方共同努力，现在已经归纳总结出以早期糖皮质激素治疗作为基石的指导原则与诊疗建议。但在具体实施时，对于免疫检查点抑制剂相关心肌炎的临床诊断分层、糖皮质激素抵抗型的强化免疫治疗等，还需要进一步探讨与研究。2022年8月，欧洲心脏病学会颁布首部肿瘤心脏病学指南，也对此特别提出了诊断与治疗方面的意见。

复旦大学附属中山医院于2018年4月率先在华东地区开设了第一个肿瘤心脏病多学科联合门诊，6年来接诊来自全国各地大量的免疫检查点抑制剂相关心肌炎患者，积累了丰富的临床经验，并在实践中不断摸索与验证，总结出行之有效的诊疗流程方案，于2023年发表了《免疫检查点抑制剂相关心肌炎临床诊疗建议》中文版和英文版，建议在免疫检查点抑制剂相关心肌炎明确临床分型的基础上，根据不同病情采用不同的治疗流程；尤其对于糖皮质激素抵抗型，创新性地采用JAK抑制剂辅以心脏支持治疗，显著降低了免疫检查点抑制剂相关心肌炎重症患者的死亡率，并同步积极探索重启免疫治疗的可行性；于2022年5月开设全国首个"免疫检查点抑制剂相关心肌炎临床诊疗学习班"系列，面向全国同道公开交流诊疗经验，迄今线上线下受众超过7万人次。

为了让免疫检查点抑制剂相关心肌炎患者都能"应治尽治"，我们团队经过精心梳理与总结，继《简明肿瘤心脏病学临床指导手册》及《肿瘤心脏病学真实世界病例索骥》之后，特此编撰出版本书《免疫检查点抑制剂相关心肌炎——从基础到临床》。

衷心感谢本书编写组——来自心内科、肿瘤内科、风湿免疫科和药剂科等兄弟科室的同事，本书系统性阐述了免疫检查点抑制剂相关心肌炎的发病机理、前沿进展以及临床诊疗原则和危重患者的抢救建议，是一本科学性和实用性兼顾的临床"口袋书"。本书的顺利出版，也致谢百济神州有限公司的学术支持。希望以此惠及我国各级医院接受免疫治疗的广大患者。

葛均波　程蕾蕾

目　录 ｜ Contents

第一章

ICIs 相关心肌炎的概述

第一节 ICIs 和 ICIs 相关心肌炎的概述

免疫检查点（immune checkpoint）是在免疫细胞上表达的调控免疫激活程度的蛋白质分子，结合配体后，通过胞内的抑制基序发挥免疫"刹车"的作用。肿瘤细胞通过配体和免疫检查点结合，启动免疫刹车，从而逃脱免疫细胞的攻击。而免疫检查点抑制剂（immune-checkpoint inhibitors，ICIs）则是与免疫检查点结合来撤掉免疫反应的"刹车"功能，恢复免疫细胞识别并杀伤肿瘤细胞的能力。发现 ICIs 抗肿瘤作用的科学家也因此获得 2018 年诺贝尔生理学或医学奖。

细胞毒性 T 淋巴细胞相关抗原-4（cytotoxic T lymphocyte associated antigen-4，CTLA - 4）和程序性细胞死亡蛋白-1（programmed cell death protein-1，PD - 1）/程序性细胞死亡蛋白-1 配体（programmed death-ligand 1，PD - L1）是目前研究最广泛的免疫检查点。2011 年，美国食品药品监督管理局（Food and Drug Administration，FDA）批准了首款免疫检查点靶向药物 CTLA - 4 的单抗 Ipilimumab 上市。2014 年，首款 PD - 1 单抗获批上市用于治疗晚期黑色素瘤。后续全球多款 ICIs 接连上市，肿瘤免疫治疗大门从此打开。以 PD - 1 及其配体 PD -

L1、CTLA‐4 为靶标的 ICIs 现已应用于多种恶性肿瘤的治疗，包括黑色素瘤、肺癌、肾细胞癌、胃癌、结直肠癌、肝癌、宫颈癌、头颈部鳞状细胞癌、默克尔细胞癌、皮肤鳞状细胞癌和三阴性乳腺癌等，有效地改善了多种恶性肿瘤的预后，并且其适应证的拓展仍在不断探索中。2022 年 3 月，由靶向淋巴细胞活化基因‐3（lymphocyte activation gene-3，*LAG*‐3）的 Relatlimab 与纳武利尤单抗组成的复合制剂 Opdualag 获 FDA 审批上市，ICIs 迎来新靶点成员。

ICIs 在有效改善多种恶性肿瘤预后的同时，其免疫相关不良事件（immune-related adverse events，irAEs）也极大地限制了 ICIs 的应用。ICIs 治疗可导致轻重程度不一的 irAEs，广泛影响全身各个器官。最常见的 irAEs 为疲劳、瘙痒、腹泻和皮疹。尽管大部分 irAEs 为轻度或中度，无需特殊治疗，停药后可缓解，然而一些严重的 irAEs，如 ICIs 相关肺炎、ICIs 相关心肌炎、ICIs 相关神经毒性和致死性腹泻等，不仅会阻碍治疗进程而影响治疗效果，还可能直接导致患者死亡。其中，ICIs 相关心肌炎的发生率为 0.06%～3.8%，而死亡率则高达 39.7%～66%，是 irAEs 中死亡率最高的不良事件。因此，临床治疗中需要严密关注这一少见但严重的不良事件，并提升对 ICIs 相关心肌炎的识别和处理能力。

目前，国内外已制订多个指南或共识，如《免疫检查点抑制剂相关心肌炎监测与管理中国专家共识（2020 版）》《2022 年欧洲心脏病学会肿瘤心脏病学指南》等，对 ICIs 相关心肌炎的临床管理进行了系统性指导，足见 ICIs 相关心肌炎在临床实践中的关注度日益提升。但 ICIs 相关心肌炎的发生机制及诊疗路径尚处于探索阶段，不断有新的研究成果和临床经验涌现。因此，需要肿瘤相关专科医师与心血管科医师在诊疗过程中共同合作，通过采取建立多学科联合机制，成立专业的肿瘤心脏病学团队，制订规范的治疗流程，同时推进基础研究的进行等措施，一起努力为 ICIs 相关心肌炎患者的诊疗提供具有实践性的指导意见和建议。

第二节 ICIs 相关心肌炎的流行病学

ICIs 相关心脏不良反应包括 ICIs 相关心肌炎、心包疾病、血管炎、急性冠状动脉综合征、血栓栓塞事件、心律失常和左心室功能障碍等。其中，ICIs 相关心肌炎是最常见的免疫相关心脏毒性。早期临床研究数据报道 ICIs 相关心肌炎的发生率介于 $0.06\%\sim0.27\%$。而近期真实世界研究及临床研究数据的报道则更高，发生率可高达 $1.4\%\sim3.8\%$。多个国产 ICIs 在内的单中心和多中心回顾性分析显示，中国 ICIs 相关心肌炎发生率分别为 1.06% 和 1.05%。严重心肌炎，即常见不良事件评价标准（CTCAE 5.0）中 3 级及以上的心肌炎，发生率为 0.09%。有研究显示，PD - 1 抑制剂单药、PD - L1 抑制剂单药、CTLA - 4 抑制剂单药、PD - 1 抑制剂联合 CTLA - 4 抑制剂、PD - L1 抑制剂联合 CTLA - 4 抑制剂治疗时，ICIs 相关心肌炎的发生率分别为 0.5%、2.4%、3.3%、2.4% 和 1%。另一项研究中，PD - 1 抑制剂单药、CTLA - 4 抑制剂单药、CTLA - 4 抑制剂联合 PD - 1 抑制剂或 PD - L1 抑制剂的 ICIs 相关心肌炎的发生率分别为 0.41%、0.07%、1.3%。由于并非所有接受免疫治疗的患者都常规行心电图以及心肌损伤生物标志物的评估，因此 ICIs 相关心肌炎的实际发生率可能高于文献报道。研究显示，在接受双免联合治疗的进展期黑色素瘤患者中，超过一半的患者在第 3 年的时候仍在接受治疗。因此，延迟性心脏毒性是否会发生及发生率仍有待确证。

ICIs 相关心肌炎的发生率并不算很高，但死亡率却高达

39.7%~66%，比其他原因所致的心肌炎预后更差。美国马萨诸塞州总医院的研究数据中，ICIs 相关心肌炎的发生率为 1.14%，其中高达 46% 的患者出现严重不良心脏事件（心血管死亡、心脏骤停、心源性休克和血流动力学不稳定的完全性传导阻滞）。与接受 PD‐1 抑制剂单药治疗相比，接受 PD‐1 抑制剂联合 CTLA‐4 抑制剂治疗的患者心肌炎症状更严重。与接受 ICIs 单药治疗相比，两种 ICIs 联合治疗时的 ICIs 相关心肌炎死亡率比 ICIs 单药治疗更高（两种 ICIs 联合治疗 66% *vs* ICIs 单药治疗 44%）。一旦发生严重心肌炎，平均病死率为 46%，其中 PD‐1 抑制剂联合 CTLA‐4 抑制剂相关心肌炎患者病死率高达 67%；而 PD‐1 抑制剂单药相关心肌炎患者病死率为 36%。

第三节　ICIs 相关心肌炎的研究现况

ICIs 是肿瘤治疗领域的一个重要进展，其显著提高了一系列晚期恶性肿瘤患者的生存率。ICIs 相关心肌炎虽相较于其他 irAEs 较为罕见，却具有很高的致死率。2016 年，Johnson 等人首次报道了两例 ICIs 治疗后的致命性心肌炎，此后 ICIs 相关心脏不良反应受到全世界的广泛关注，对于 ICIs 相关心肌炎的研究报道也不断涌现。本节主要对 ICIs 相关心肌炎的发病机制、临床表现及治疗进展的研究现况进行概述。

一、　ICIs 相关心肌炎的发病机制

目前，ICIs 相关心肌炎的发病机制尚不明确。其中，T 细胞和免疫检查点系统的作用在临床前小鼠的实验研究中得到证实。在 ICIs 相关心肌炎患者的组织病理学样本中发现了 T 淋巴细胞（包括 $CD4^+$ 和 $CD8^+$）和巨噬细胞的心肌浸润增加。然而，目前还没有足够的数据说明 $CD4^+$ 或 $CD8^+$ T 细胞在 ICIs 相关心肌炎

中的明确作用。此外，在 ICIs 相关心肌炎患者的心脏样本中，已经检测到高水平细胞膜和细胞质 PD－L1 表达。由于 PD－L1 的表达被干扰素－γ 上调，有学者认为 PD－L1 在心肌中的上调可能是一种细胞因子介导的心脏保护机制，以限制心脏应激和疾病状态下 T 细胞介导的炎症。ICIs 的应用则抑制了这种心脏的保护机制。

另一个被提出的机制是针对肿瘤和心肌共享的同源抗原的 T 细胞的克隆性扩增。在两例 ICIs 相关的心肌炎和肌炎患者中，在心肌、骨骼肌和肿瘤中都发现了类似的 T 细胞克隆，然而，这些 T 细胞克隆的抗原目标仍未确定。最近，一项对 ICIs 相关心肌炎患者血液样本的多组学分析显示，克隆性细胞毒性 Temra CD8$^+$ 细胞的比例增加。Temra 细胞是效应记忆 T 细胞，重新表达 CD45RA（幼稚 T 细胞的一个标记），具有高度细胞毒性表型的特点，也可能是 ICIs 相关心肌炎发展的一个重要原因。

总之，越来越多的研究表明，ICIs 相关心肌炎在发病机制上具有多样性及多重作用，并迫切需要进一步的体内外研究以了解心脏毒性的潜在免疫学和分子机制，为识别临床高危患者提供早期生物标志物以及降低可能存在的心脏 irAEs 风险。

二、ICIs 相关心肌炎的临床表现及诊断

多项研究报道，ICIs 相关心肌炎的发病在开始 ICIs 治疗后不久，中位发病时间为用药后 17～25 天不等。ICIs 相关心肌炎可表现为严重程度不同的广泛临床症状，从胸痛、气短和疲劳到血流动力学不稳定、危及生命的心律失常、多器官功能衰竭和猝死等暴发性表现。约半数的 ICIs 相关心肌炎患者会合并其他 irAEs。暴发性心肌炎患者起病急骤，病情进展迅速，常伴有血流动力学异常、心律失常如传导阻滞或重症肌无力等其他症状。除此之外，心肌损伤标志物及心电图新发异常均可能提示 ICIs

相关心肌炎的发生。

根据 2022 年 ESC (European Society of Cardiology，ESC) 肿瘤心脏病学指南，ICIs 相关心肌炎可以通过病理组织学或临床进行诊断。病理组织学诊断需要证明在心内膜心肌活检 (endomyocardial biopsy，EMB) 样本中存在多灶性炎症细胞浸润并有明显的心肌细胞损伤。临床诊断的依据是肌钙蛋白 (cardiac troponin，cTn) 升高，在排除急性冠状动脉综合征和感染性心肌炎后，符合 1 个主要标准或 2 个次要标准。主要标准是心脏磁共振成像 (magnetic resonance imagine，MRI) 结果为阳性，可诊断为急性心肌炎。次要标准包括典型的临床综合征、室性心律失常和/或新的传导系统疾病、左心室收缩功能下降、合并其他免疫相关的不良事件，以及心脏 MRI 部分符合急性心肌炎的诊断标准。

三、 ICIs 相关心肌炎的治疗进展

对于确诊 ICIs 相关心肌炎的患者均应暂缓 ICIs 治疗，首选糖皮质激素治疗，并根据 ICIs 相关心肌炎的临床分型制订糖皮质激素初始治疗剂量及后续剂量调整方案。糖皮质激素治疗期间应严密监测心肌损伤标志物、心功能指标及并发症，以及时调整治疗策略。多中心临床研究提示较高的初始剂量和较早使用糖皮质激素与 ICIs 相关心肌炎的心脏结局改善相关。

除糖皮质激素外，ICIs 相关心肌炎的治疗选择还包括：化学药物（吗替麦考酚酯和他克莫司）、小分子靶向药物（托法替布）、生物制剂（英夫利昔单抗、托珠单抗、阿仑单抗、抗胸腺细胞球蛋白和阿巴西普）和免疫球蛋白等药物治疗方案；生命支持治疗以及有条件时可行血浆置换和淋巴细胞清除等非药物治疗方案。

值得关注的是，部分 ICIs 相关心肌炎的患者对于糖皮质激素治疗不敏感。一项纳入了 24 例 ICIs 相关心肌炎患者的回顾性

研究，基于激素减量期间 cTnT 变化的情况，首次将 ICIs 相关心肌炎患者分为激素敏感型和激素抵抗型。随后，2022 年 ESC 肿瘤心脏病学指南对激素抵抗型 ICIs 相关心肌炎（steroid-resistant ICIs-associated myocarditis）进行了定义，即接受至少 3 天糖皮质激素和其他心脏相关治疗后，发生下列任一情况：①cTn 无显著降低（降低幅度<峰值的 50%）；②房室传导阻滞、室性心律失常或左心室功能不全仍持续存在。对于激素抵抗型心肌炎的治疗，应考虑强化免疫抑制方案或二线免疫抑制方案。

对于 ICIs 相关心肌炎的治疗仍在不断探索中，对于 ICIs 相关心肌炎的联合治疗方案仍需根据临床分型及对糖皮质激素的治疗后的反应综合评估。多学科联合诊疗模式可能为 ICIs 相关心肌炎的治疗带来更多选择和更完备的治疗方案。

总之，ICIs 相关心肌炎已引起了肿瘤心脏病学领域的广泛关注。近几年，许多临床及基础实验研究为 ICIs 相关心肌炎的诊治提供了证据。然而，对于 ICIs 相关心肌炎的研究仍然不足，仍需进一步探索其发病机制及诊治方案，为 ICIs 相关心肌炎的规范化诊疗提供依据。

第四节　ICIs 相关心肌炎的挑战和展望

以 ICIs 为代表的肿瘤免疫治疗在肿瘤治疗领域取得了巨大的成功，有效地改善了多种恶性肿瘤的预后。但随着免疫治疗应用患者人群的迅速增长，irAEs 的管理也愈发成为肿瘤临床诊治的重点问题之一。其中，ICIs 相关心肌炎作为 irAEs 中死亡率最高的不良事件，备受关注。对于 ICIs 相关心肌炎的具体发生分子机制，目前仍知之甚少，因此无法构建有效的临床预防手段。糖皮质激素是 ICIs 相关心肌炎的最佳治疗选择，但部分 ICIs 相关心肌炎患者对糖皮质激素显示出原发性或继发性抵抗，成为

ICIs 相关心肌炎患者死亡的重要原因之一。对于心肌炎缓解后的肿瘤患者，若无其他可替代的治疗，是否能重启 ICIs 治疗，也是临床迫在眉睫的问题。

ICIs 相关心肌炎的确切发病机制仍不清楚，对于发病机制的探索方式包括 EMB、外周血单个核细胞测序（peripheral blood monoculear cell，PBMC）及模拟心肌炎临床病理特征的基因小鼠模型等手段。EMB 和尸检发现 ICIs 相关心肌炎患者的心肌组织中有大量 CD3$^+$ T 淋巴细胞浸润，其中含有丰富的 CD8$^+$ 和 CD4$^+$ T 淋巴细胞，部分患者也存在 CD68$^+$ 巨噬细胞浸润和嗜酸性粒细胞浸润。有研究发现这类患者心肌和肿瘤组织中有共同的高频 T 淋巴细胞受体序列，推测应用 ICIs 后被激活的 T 淋巴细胞不仅可以靶向识别肿瘤，也可能识别骨骼肌和心肌共有抗原，从而诱发 ICIs 相关心肌炎。

Vanderbilt-Ingram 癌症中心研究小组从 3 名接受 ICIs 治疗后患有严重心肌炎的患者中获取了心脏样本和外周血，并在 Pdcd1$^{-/-}$ Ctla4$^{+/-}$ 小鼠模型中复制了 ICIs 相关心肌炎的临床病理特征。对这些样本进行分析的研究结果显示，心肌炎的发病特征是心肌组织中具有高度克隆 TCR 的细胞毒性 CD8$^+$ T 细胞浸润。进一步研究发现 ICIs 相关心肌炎患者的心脏和骨骼肌中同时存在 α-肌球蛋白扩增的相同克隆 TCR，而且这种蛋白只在心脏和骨骼肌中表达。研究强调了细胞毒性 CD8$^+$ T 细胞的关键作用，首次确定了 α-肌球蛋白作为候选自身抗原在 ICIs 相关心肌炎中的作用，并对 ICIs 相关心肌炎的发病机制有了新的认识。这项研究也是首批确定人类免疫治疗毒性的候选自身抗原的研究之一。

为了确定与 ICIs 相关心肌炎相关的免疫细胞亚群，有研究通过单细胞 RNA 测序（single cell RNA sequencing，scRNA - Seq）、单细胞 T 细胞受体测序（single cell T cell receptor sequencing， scTCR‑Seq），对 30 例患者/对照受试者进行免疫表型分析，结果发现与对照组相比，ICIs 相关心肌炎患者中再表达 CD45 RA 的细胞毒性 CD8$^+$ T 效应细胞（Temra CD8$^+$ 细胞）扩增。对这些 Temra CD8$^+$ 细胞克隆的转录组分析证实了这是一种高度激活的细胞毒性表型。这些扩增的效应 CD8$^+$ 细胞具有独特的转录变化，包括趋化因子 CCL5/CCL4/CCL4L2 的上调，这可能是在接受 ICIs 治疗的肿瘤患者中减少危及生命的心脏免疫相关不良事件的治疗靶点。

2022 年 8 月，ESC 年会重磅颁布了首部《肿瘤心脏病学指南》，并着重针对 ICIs 相关心肌炎进行了阐述，基于 ICIs 相关心肌炎对激素治疗的反应将其区分为激素敏感型和激素抵抗型。ICIs 相关心肌炎死亡率的高企不下与糖皮质激素抵抗密切相关。对于糖皮质激素抵抗的 ICIs 相关心肌炎，ESC 指南推荐强化免疫抑制方案联合糖皮质激素治疗。强化免疫抑制剂的治疗选择包括：①化学药物（吗替麦考酚酯和他克莫司）、小分子靶向药物（托法替布）、生物制剂（英夫利昔单抗、托珠单抗、阿仑单抗、抗胸腺细胞球蛋白和阿巴西普）和免疫球蛋白等药物治疗方案；②生命支持治疗以及有条件时可行血浆置换和淋巴细胞清除等非药物治疗方案。复旦大学附属中山医院肿瘤心脏病多学科团队前期回顾性队列对照研究发现，托法替布联合糖皮质激素治疗模式可将糖皮质激素抵抗型心肌炎死亡率从 60% 降至 36.3%，托法替布显著改善糖皮质激素抵抗型 ICIs 相关心肌炎患者死亡率。无独有偶，2023 年，*Cancer Discovery* 杂志上发表的研究指出，使用机械通气、高剂量阿巴西普和鲁索利替尼治疗结合 CD86 RO 监测等早期管理措施有望降低糖皮质激素抵抗型 ICIs 相关心肌炎高病死率，联合模式可将心肌炎的死亡率从 70% 降至 23%。得益于对激素敏感分型的深入了解，ICIs 相关心肌炎的死亡率由超过半数大幅降低，但依然属于临床危急重症，仍需进一步细化激素抵抗型 ICIs 相关心肌炎的救治。

对于无其他可替代治疗的肿瘤患者，是否能重启 ICIs 治疗，需由心血管科和肿瘤科医师共同讨论后决定。是否重启 ICIs 治疗需要结合患者情况进行多学科会诊，包括肿瘤状况、既往治疗效果、心脏毒性严重程度、免疫治疗后毒性消退和患者偏好等。发生 ICIs 相关心肌炎的患者，在心肌炎治愈后重启 ICIs 治疗，心肌炎复发的可能性取决于首次心肌炎的严重程度。对于重症型及以上 ICIs 相关心肌炎患者，重启免疫治疗的安全性和有效性仍需进一步探索。

日后我们将进一步探索 ICIs 相关心肌炎发生的分子机制，深入研究 ICIs 相关心肌炎患者对糖皮质激素抵抗的具体原因，筛选有效的糖皮质激素抵抗型 ICIs 相关心肌炎治疗新靶点，找到合适并且获益的免疫重启患者，从而改善 ICIs 相关心肌炎患者总体预后，这是目前肿瘤心脏病学领域迫在眉睫的难题，也是未来发展的方向。

（王　妍　张　卉）

📖 参考文献

［1］王妍，陈慧勇，林瑾仪，等．免疫检查点抑制剂相关心肌炎临床诊疗实施建议［J］．中国临床医学，2023，30（2）：368-390.

［2］中国抗癌协会整合肿瘤心脏病学分会，中华医学会心血管病学分会肿瘤心脏病学学组，中国医师协会心血管内科医师分会肿瘤心脏病学专业委员会，等．免疫检查点抑制剂相关心肌炎监测与管理中国专家共识（2020 版）［J］．中国肿瘤临床，2020，47（20）：1027-1038.

［3］HU J R, FLORIDO R, LIPSON E J, et al. Cardiovascular toxicities associated with immune checkpoint inhibitors ［J］. Cardiovasc Res, 2019,115(5):854-868.

［4］LYON A R, LÓPEZ-FERNÁNDEZ T, COUCH L S, et al. 2022 ESC Guidelines on cardio-oncology developed in collaboration with the European Hematology Association (EHA), the European Society for

Therapeutic Radiology and Oncology (ESTRO) and the International Cardio-Oncology Society (IC-OS) [J]. Eur Heart J Cardiovasc Imaging, 2022, 23(10): e333 - e465.

[5] MAHMOOD S S, FRADLEY M G, COHEN J V, et al. Myocarditis in patients treated with immune checkpoint inhibitors [J]. J Am Coll Cardiol, 2018, 71(16): 1755 - 1764.

[6] SALEM J E, BRETAGNE M, ABBAR B, et al. Abatacept/ruxolitinib and screening for concomitant respiratory muscle failure to mitigate fatality of immune-checkpoint inhibitor myocarditis [J]. Cancer Discov, 2023, 13(5): 1100 - 1115.

[7] SALEM J E, MANOUCHEHRI A, MOEY M, et al. Cardiovascular toxicities associated with immune checkpoint inhibitors: an observational, retrospective, pharmacovigilance study [J]. Lancet Oncol, 2018, 19 (12): 1579 - 1589.

[8] THUNY F, NAIDOO J, NEILAN T G. Cardiovascular complications of immune checkpoint inhibitors for cancer [J]. Eur Heart J, 2022, 43 (42): 4458 - 4468.

[9] WANG D, BAUERSACHS J, BERLINER D. Immune checkpoint inhibitor associated myocarditis and cardiomyopathy: a translational review [J]. Biology, 2023, 12(3): 472.

[10] WANG C, LIN J, WANG Y, et al. Case series of steroid-resistant immune checkpoint inhibitor associated myocarditis: a comparative analysis of Corticosteroid and Tofacitinib Treatment [J]. Front Pharmacol, 2021, 12: 770631.

[11] XELROD M L, MEIJERS W C, SCREEVER E M, et al. T cells specific for α-myosin drive immunotherapy-related myocarditis [J]. Nature, 2022, 611(7937): 818 - 826.

[12] ZHU H, GALDOS F X, LEE D, et al. Identification of pathogenic immune cell subsets associated with checkpoint inhibitor-induced myocarditis [J]. Circulation, 2022, 146(4): 316 - 335.

第二章

ICIs 相关心肌炎的病理学

第一节　ICIs 相关心肌炎的病理特点

在 ICIs 相关心肌炎的诊断中，病理学检查扮演着重要的角色。心内膜心肌活检被认为是诊断心肌炎的"金标准"。自从 2016 年 ICIs 相关心肌损伤首次被报道，ICIs 相关心肌炎的病理学特征开始逐渐得到病理学家的关注。对 ICIs 相关心肌炎的病理特征进行系统、细致的研究具有重要的临床意义，不仅是作出准确、及时病理诊断的前提，也能为研究其发病机理，探索预测其发病风险的生物标志物提供理论基础。

心肌炎的病理诊断通常包括两大方面内容：第一，依据诊断标准作出心肌炎的定性诊断；第二，在多学科的基础上探求病因，作出心肌炎的分型诊断，指导治疗及预后评估。

ICIs 相关心肌炎的病理形态学诊断遵循 Dallas 标准，即：

（1）无心肌炎：无炎症细胞浸润，无心肌细胞损伤。

（2）交界性心肌炎：少量炎症细胞浸润，无心肌细胞损伤。

（3）心肌炎：较多炎症细胞浸润（白细胞数$\geqslant$14 个/mm^2，T 淋巴细胞数$\geqslant$7 个/mm^2），同时伴有明显的心肌损伤（包括心肌细胞坏死、空泡变等）。

典型的 ICIs 相关心肌炎在光镜下的形态学特征主要表现为

心肌细胞损伤和炎症细胞浸润。心肌细胞可出现不同程度的损伤，表现为心肌细胞分界不清，横纹结构不清或消失，心肌细胞胞质空泡状变性，甚至完全崩解，被巨噬细胞吞噬（彩图 1）。心肌细胞间可以见到显著的炎症细胞浸润（彩图 2），依据不同的炎症程度，炎症细胞可以弥漫分布或散在灶状分布。炎症细胞主要为淋巴细胞与巨噬细胞。在文献中，ICIs 相关心肌炎中浸润的炎症细胞的形态表现被描述为与移植心脏排斥反应相似，所不同的是，移植排斥反应进入的炎症细胞主要为淋巴细胞，而在 ICIs 相关心肌炎中除淋巴细胞外，还存在相当比例的组织细胞。

　　免疫组织化学染色可以在协助 ICIs 相关心肌炎的诊断中发挥重要作用。在 ICIs 相关心肌炎中，心肌细胞间的淋巴细胞主要为 CD3$^+$ 的 T 淋巴细胞（彩图 3），CD20$^+$ 的 B 淋巴细胞数量很少（彩图 4）。T 淋巴细胞中，以 CD8$^+$ 的细胞毒性 T 细胞（cytotoxic T lymphocyte, CTL）为主（彩图 5），CD4$^+$ 的辅助 T 细胞数量显著少于 CD8$^+$ 的 CTL（彩图 6）。因此，CTL 杀伤心肌细胞可能是 ICIs 诱导心肌炎的直接原因，这与 PD-1 抑制剂恢复 CTL 的细胞毒性，从而导致心肌炎的假说相符。心肌细胞间除淋巴细胞外，还可见较多的巨噬细胞（彩图 7）。在构成比上，巨噬细胞的数量多于淋巴细胞，这与病毒性心肌炎、移植排斥反应不同，而与巨细胞心肌炎有相似性。此外，炎症损伤的心肌细胞可具有 PD-L1 的表达，而正常或未受损的心肌细胞通常不表达 PD-L1（彩图 8）。

　　应用 Dallas 标准诊断 ICIs 相关心肌炎具有良好的特异性，但其敏感性相对较低，相当数量的可疑病例如果严格按照 Dallas 标准难以作出心肌炎的病理诊断。Jesus Jimenez 等提出可以通过免疫组化评估巨噬细胞数量协助 ICIs 相关心肌炎的诊断，当心肌细胞损伤不明显，但 CD68$^+$ 巨噬细胞＞50 个/高倍视野时，作出心肌炎的诊断，提升了诊断的敏感性。

关于 ICIs 相关心肌炎炎症程度的分级尚未形成共识性意见。Samantha N 等依据 T 淋巴细胞的数量将心肌炎分为高级别（＞50 个 CD3$^+$ T 细胞/高倍视野）与低级别（≤50 个 CD3$^+$ T 细胞/高倍视野）。不同级别临床转归不同，高级别提示差的临床转归，而低级别则提示相对惰性的临床进程。

综上，ICIs 相关心肌炎其组织形态具备心肌炎共同的表现，符合心肌炎诊断的 Dallas 标准，病灶内心肌细胞可表达 PD－L1，浸润炎细胞由 CD8$^+$ T 淋巴细胞和巨噬细胞组成，巨噬细胞数量超过淋巴细胞。综合形态学与免疫组织化学特征并结合临床用药史，即可做出 ICIs 相关心肌炎的诊断。

目前，虽然已经有一些研究总结 ICIs 相关心肌炎的病理学特征，但这些报道仍限于病例报道及小样本量病例系列研究。今后随着 ICIs 应用范围的不断扩展，相关病例的逐渐积累，对 ICIs 相关心肌炎病理学特征的认识也将逐渐深入，其诊断标准也将更为完善。

第二节　ICIs 相关心肌炎的发生机制

目前 ICIs 相关心肌炎的发生机制暂未完全阐明，鉴于其具备与自身免疫性心肌炎相似的单核细胞、CD62L－CD4$^+$ T 细胞、CD3$^+$ CD8$^+$ T 细胞、CD68$^+$ 巨噬细胞的浸润的病理特征，早期临床实践常参照自身免疫性心肌炎诊疗指南，以"糖皮质激素早期冲击治疗"为其一线治疗方案。但伴随着长期随访的推进，激素冲击法疗效欠佳的临床证据逐步增加。无独有偶，复旦大学附属中山医院肿瘤心脏病多学科团队前期临床研究也发现 40％的 ICIs 相关心肌炎患者存在糖皮质激素抵抗，侧面指向 ICIs 相关心肌炎潜在机制与自身免疫性心肌炎尚存一定差异。

正常机体的免疫系统具有区别"自己"和"非己"的能力，

对非己的抗原能够发生免疫应答，对自身抗原则处于无应答或者微弱应答状态，称为免疫耐受。心脏中 T 细胞反应通常受到中枢和外周的双重耐受机制的抑制，在正常生理状态下，健康人类心肌组织中很少有 T 细胞，当在感染微生物病原体、药物、化学物质、局部组织损伤等病理情况下，心脏会诱导先天性和适应性免疫反应，从而引起大量的 B 细胞和 T 细胞克隆，即使在这种病理情况下，心脏仍然能够通过多种耐受机制来抑制或者灭活会产生自我伤害的 B 细胞和 T 细胞，得以预防自身免疫性疾病的发生。

综上可知，心脏中的免疫调节在抗"非己"和保护正常组织两者之间保持着重要的平衡，从而使得心脏不会发生自身免疫性疾病。那么 ICIs 是通过什么途径来打破这种免疫平衡的呢？可以从下面几个方面来了解其潜在的致病途径。

一、正常心脏组织中的免疫耐受途径

目前已知的 T 细胞对心脏抗原耐受性的调节主要分为中枢性和外周性。

1. 心脏抗原的中枢性耐受　　T 细胞在胸腺发育的过程中，通过髓质胸腺上皮细胞（medullary thymic epithelial cells，MTEC）的自身免疫调节因子（autoimmune regulator，AIRE）依赖性表达组织限制性抗原并将其呈递给未成熟 T 细胞，随后对这些抗原具有特异性反应的 Treg 得以正常发育并行使其免疫调节功能，从而建立起正常的中枢耐受。

2. 心脏抗原的外周性耐受　　一些心脏抗原特异性 T 细胞，如特异性抗肌球蛋白重链（α-myosin heavy chain，α - MyHC）的初始 T 细胞，因其在胸腺中没有表达相关抗原，则不能建立起正常的中央耐受机制，因此，他们主要通过外周耐受途径从而避免发生免疫反应。心脏中的外周免疫器官主要是心脏引流淋巴结（heart draining lymph node），也称为次级淋巴器官。在成熟的过程中，这些不能被中枢性耐受的幼稚 T 细胞，会进入外周免疫器官中，此时，作为补救，机体的外周耐受机制开始发挥作用，即当此类幼稚 T 细胞在心脏淋巴结中遇到树突状细胞（dendritic cells，DC）呈递的心脏抗原，Treg、免疫检查点（包括 CTLA - 4 或 PD - 1）介导的外周免疫耐受功能将阻断它们的激活，从而避免幼稚 T 细胞进一步克隆扩增、分化成效应 T 细胞，最终引起心肌细胞损伤。

二、 PD‐1/PD‐L1 通路在心肌免疫稳态中的作用

自然状态下，PD‐L1 在小鼠心脏组织中高表达（提示：自然状态下，PD‐L1 的高表达本身可以抑制细胞毒性 T 淋巴细胞的激活，维持免疫稳态）。通过 IFN‐γ 处理亦可在体外诱导小鼠心脏内皮细胞上 PD‐L1 表达进一步升高，进而导致心脏组织的内皮细胞通过 I 类主要组织相容性复合体（major histocompatibility complex，MHC）限制性抗原呈递激活 CTL 的能力下降，且增加内皮细胞对抗原特异性 CTL 杀伤的抵抗力。对由过继转移的心脏抗原特异性 CTL 介导的心肌炎体内模型进行研究，结果表明，在心脏中 CTL 浸润和激活后，PD‐L1 的表达（包括在内皮细胞上的表达）在心肌细胞中显著上调，从而发挥其负反馈调节作用。在 PD‐L1 基因敲除小鼠的研究也从反面证实，PD‐L1 的高表达对 CTL 的心肌损伤方面是发挥保护作用，并且至少部分依赖于 PD‐L1 的高表达。

这些研究显示，心脏可以通过负反馈回路的方式，通过维持对局部的 T 细胞产生抵抗状态，感知 T 细胞细胞因子干扰素-γ 的产生从而上调 PD‐L1 的表达，抑制细胞毒性 T 淋巴细胞的激活。

三、 阻断人类 PD‑1/PD‑L1 和 CTLA‑4 发生自身免疫性心肌炎的潜在机制的探索

对于自身免疫性疾病的一个基本问题是，抗体或 T 细胞以哪些自身抗原为靶标。在自身免疫性心肌炎的病例中，有几种抗原与患者体内循环中存在的针对这些抗原的自身抗体有关。这些抗原包括 cTn 和肌球蛋白，以及心脏 β_1 肾上腺素能受体。

Mariella 等人发现，ICIs 相关心肌炎的病例中，心脏 Th17 免疫表型、受损心肌细胞周围免疫球蛋白 G 沉积以及针对 cTn I 的免疫原性的证据反映了心脏导向的自身免疫，提示 cTn I 是 ICIs 相关心肌炎的自身抗原之一。此外，Margaret 等人发现，两名 ICIs 相关心肌炎患者的外周血 T 细胞抗原被 α 肌球蛋白肽扩增，表明这些 α 肌球蛋白扩增的 T 细胞与患病心脏组织是同一个 TCR 克隆型，提示 α 肌球蛋白可能是 ICIs 相关心肌炎中重要的自身抗原，并且由于 α‑肌球蛋白是一种胸腺中不存在的心脏特异性蛋白，缺乏胸腺表达将使自身反应性 T 细胞逃避阴性选择，这是一种重要的耐受机制。尽管以上的研究提示 cTnI 和 α 肌球蛋白在患者外周血中被发现，仍然不能够说明它们与心肌炎之间存在着因果联系，因此，未来还需要进一步的研究来明确 ICIs 相关心肌炎中发挥致病作用的自身抗原。

此外，还有一个重要的问题需要探讨，即在 ICIs 相关心肌炎中，不同 T 细胞亚群的数量和比例，对疾病发生所起的作用有多少。对此，Han 等人对 ICIs 相关心肌炎患者的外周血单核细胞进行了单细胞测序，结果显示 ICIs 相关心肌炎患者中细胞毒性 CD8[+] T 效应细胞数量（标为 Temra CD8[+] 细胞）有显著增加。T 细胞受体测序结果显示，与对照组相比，心肌炎患者的这些 Temra CD8[+] 细胞发生了显著的扩增。同时，这些 Temra CD8[+] 细胞的转录组分析也证实了其高度激活状态和细胞毒性作

用。纵向研究也表明，在糖皮质激素治疗 2 个月后，这些 Temra CD8$^+$ 细胞会发展为衰竭型，从而减轻其细胞毒性。最后，这些扩增 Temra CD8$^+$ 细胞中促炎趋化因子（包括 CCL5/CCL4/CCL4L2 等趋化因子）的表达水平均较对照组明显升高，这些通路轴的发现也为后续的诊断和治疗提供了新的靶点。

综上，近期的文献都对自身免疫性心肌炎的潜在机制进行了探索，但是仍然有很多问题未得到研究，如 HLA 等位基因；自身免疫反应失调阶段的研究，例如淋巴器官中幼稚 T 细胞的启动或心脏中效应 T 细胞的激活阶段；ICIs 对 Treg 功能的影响对疾病表型的贡献；潜在遗传易感性对自身免疫的影响。这些问题的答案会带来重要的临床相关信息，例如，如何识别风险最高的患者，以及如何根据这些风险因素的性质来调整肿瘤治疗。

（徐　晨　沈毅辉）

 参考文献

［1］ 中国抗癌协会整合肿瘤心脏病学分会，中华医学会心血管病学分会肿瘤心脏病学学组，中国医师协会心血管内科医师分会肿瘤心脏病学专业委员会，等. 免疫检查点抑制剂相关心肌炎监测与管理中国专家共识（2020 版）［J］. 中国肿瘤临床，2020，47（20）：1027-1038.

［2］ AXELROD M L, MEIJERS W C, SCREEVER E M, et al. T cells specific for alpha-myosin drive immunotherapy-related myocarditis［J］. Nature, 2022,611(7937):818-826.

［3］ BOCKSTAHLER M, FISCHER A, GOETZKE C C, et al. Heart-specific immune responses in an animal model of autoimmune-related myocarditis mitigated by an immunoproteasome inhibitor and genetic ablation［J］. Circulation, 2020,141(23):1885-1902.

［4］ BONACA M P, OLENCHOCK B A, SALEM J E, et al. Myocarditis in the setting of cancer therapeutics: proposed case definitions for emerging clinical syndromes in Cardio-Oncology［J］. Circulation, 2019,

140(2):80-91.

[5] CHAMPION S N, STONE J R. Immune checkpoint inhibitor associated myocarditis occurs in both high-grade and low-grade forms [J]. Mod Pathol, 2020, 33(1):99-108.

[6] FRODERMANN V, NAHRENDORF M. Macrophages and cardiovascular health [J]. Physiol Rev, 2018, 98(4):2523-2569.

[7] GRABIE N, LICHTMAN A H, PADERA R. T cell checkpoint regulators in the heart [J]. Cardiovasc Res, 2019, 115(5):869-877.

[8] JIMENEZ J, KOSTELECKY N, MITCHELL J D, et al. Clinicopathological classification of immune checkpoint inhibitor-associated myocarditis: possible refinement by measuring macrophage abundance [J]. Cardiooncology, 2023, 9(1):14.

[9] LYON A R, LOPEZ-FERNANDEZ T, COUCH L S, et al. 2022 ESC Guidelines on cardio-oncology developed in collaboration with the European Hematology Association (EHA), the European Society for Therapeutic Radiology and Oncology (ESTRO) and the International Cardio-Oncology Society (IC-OS) [J]. Eur Heart J, 2022, 43(41):4229-4361.

[10] PALASKAS N, LOPEZ-MATTEI J, DURAND J B, et al. Immune checkpoint inhibitor myocarditis: pathophysiological characteristics, diagnosis, and treatment [J]. J Am Heart Assoc, 2020, 9(2):e013757.

[11] SOBOL I, CHEN CL, MAHMOOD S S, et al. Histopa-thologic characterization of myocarditis associated with immune checkpoint inhibitor therapy [J]. Arch Pathol Lab Med, 2020, 144(11):1392-1396.

[12] WANG C, LIN J, WANG Y, et al. Case series of steroid-resistant immune checkpoint inhibitor associated myocarditis: a comparative analysis of corticosteroid and tofacitinib treatment [J]. Front Pharmacol, 2021, 12, 770631.

[13] ZHU H, GALDOS F X, LEE D, et al. Identification of pathogenic immune cell subsets associated with checkpoint inhibitor-induced myocarditis [J]. Circulation, 2022, 146(4):316-335.

第三章

ICIs 相关心肌炎的预防

第一节　ICIs 相关心肌炎的高危人群

识别 ICIs 相关心肌炎的高危人群有助于早期发现、早期干预 ICIs 相关心肌炎，对高危人群进行密切监测，避免病情进展。

以下列出了一些临床研究和实践中显示出的 ICIs 相关心肌炎相对高危人群，供大家在临床工作中参考。

（1）两种 ICIs 联用是目前较为公认的危险因素。一项回顾性研究发现，与单独使用纳武利尤单抗治疗相比，联合应用纳武利尤单抗和伊匹木单抗治疗的患者发生 ICIs 相关心肌炎的风险增加 4.74 倍，且更为严重。ICIs 相关心肌炎致死率可高达 50%，是 irAEs 中致死率最高的一类疾病，而两种 ICIs 联用引起的心肌炎死亡率更高。

（2）肥胖和糖尿病是 ICIs 相关心肌炎的独立危险因素。一项回顾性、多中心、真实世界、病例对照研究，纳入 35 名发生 ICIs 相关心肌炎患者作为治疗组，105 名接受 ICIs 治疗但未发生心肌炎的患者作为对照组。结果显示，与对照组相比，心肌炎病例组的体重指数（29.0 ± 8.4 vs 26.0 ± 6.0，$P = 0.02$）更高，患糖尿病（34% vs 13%，$P = 0.01$）和睡眠呼吸暂停（14% vs 3.8%，$P = 0.04$）的患者比例更高。

2022 年 12 月发表于《JAMA·肿瘤学》的一项研究纳入了 14 项 Checkmate 系列试验中的 3 772 例患者的数据，这些患者接受纳武利尤单抗单药治疗或纳武利尤单抗联合伊匹木单抗联合治疗，结果显示在接受纳武利尤单抗单药治疗的患者中，与体重正常或偏轻患者相比，超重和肥胖患者的任何级别 irAEs 以及 3～4 级 irAEs 的发生率均明显增高，与体重正常或偏轻患者相比，超重和肥胖患者发生任何级别 irAEs 的风险是前者的 1.7 倍（95％CI 1.38～2.11）。在接受纳武利尤单抗联合伊匹木单抗治疗的患者中，随体重指数的升高，任何级别 irAEs 的发生率有上升趋势，但是差异无统计学意义（OR 1.57，95％CI 0.91～2.71）。

（3）具有特定风险因素的患者可能更易发生 ICIs 相关心肌炎。这些风险因素主要包括：年龄＞75 岁、男性、有心脏基础疾病、曾患有桥本甲状腺炎等。一项评估 ICIs 相关心肌炎风险因素的研究显示，年龄＞75 岁［OR 7.61（95％CI 4.29～13.50），P＜0.001］，发生 ICIs 相关心肌炎的风险更高。多中心注册研究显示，71％的 ICIs 相关心肌炎患者为男性。一项队列研究的风险预测模型结果显示，有心力衰竭病史［HR 5.2（95％CI 1.4～18.7），P＝0.01］、急性冠脉综合征病史［HR 4.06（95％CI 1.15～14.3），P＝0.03］、合并桥本甲状腺炎［HR 15.9（95％CI 1.9～132.9），P＝0.01］的患者，发生 ICIs 相关心肌炎的风险更高。

（4）与使用的 ICIs 种类可能有关。一项用 ROR 和 PRR 法检测 FAERS 数据库中与 ICIs 相关心肌炎的信号值的研究显示，阿维鲁单抗（PD‑L1 抑制剂）相关心肌炎的信号值最高，而帕博利珠单抗（PD‑1 抑制剂）相关心肌炎的信号值最弱；IC 法测得的最高信号值为伊匹木单抗（CTLA‑4 抑制剂）相关心肌炎。提示阿维鲁单抗和伊匹木单抗更具潜在的发生 ICIs 相关心肌可能性。

（5）其他引起 ICIs 相关心肌炎的危险因素。之前使用过其他类型的抗肿瘤药物（血管内皮生长因子抑制剂和蒽环类化学制剂等）或放疗等，这些治疗可能诱导心脏抗原暴露，引起心脏特异性免疫反应而导致心肌炎。

（6）此外，还应关注未来可能与 ICIs 联合应用的药物。如 BRAF/MEK 抑制剂、多聚腺苷二磷酸核糖聚合酶抑制剂、抗 ErbB2 药物等，以上这些类型的药物都具有一定的心血管毒性，与 ICIs 联用应特别警惕心肌炎的发生。

第二节　ICIs 相关心肌炎的预防策略

目前，对于 ICIs 相关心肌炎还没有明确有效的预防性药物或者措施，重在治疗前的评估，治疗中的监测，治疗后的随访。

（1）在 ICIs 治疗前推荐对患者进行基线评估。

虽然 2021 年发布的 ASCO 指南更新《免疫检查点抑制剂治疗患者的免疫相关不良事件的管理》指出：对于接受 ICIs 治疗的患者，常规基线或连续心电图、cTn 测量的有效性或价值无明确证据，但应意识到对患者在接受 ICIs 治疗前进行监测的目的应是识别亚临床或无症状的病例以避免其病情恶化，而非作出明确诊断。

近年来越来越多的研究也似乎达成共识，建议在 ICIs 治疗前应对患者行心电图、超声心动图、心肌损伤标志物、D－二聚体以及心血管风险评估，这有利于对 ICIs 治疗期间发生可能的心血管损害的患者提供基线参考数据，避免误诊和漏诊。

若患者存在心血管疾病史或基线评估结果异常，需请心血管内科医师会诊协助评估，并对患者进行规范管理，必要时可请肿瘤心脏病 MDT 团队指导处理。

（2）在应用 ICIs 过程中及之后，应严密监测心功能，关注患者有无胸闷、乏力、胸痛、气促、心悸等不适症状，及早完善心电图、超声心动图、心肌损伤标志物、D-二聚体等检查，必要时进行心脏 MRI 检查，便于早期诊断，早期干预。

（3）无证据表明使用血管紧张素转化酶抑制剂或血管紧张素Ⅱ受体拮抗剂或 β 受体阻滞剂可预防 ICIs 相关心肌炎。

（4）不推荐常规使用糖皮质激素预防 ICIs 相关免疫不良反应，除非患者存在特殊适应证（如曾有输液反应或同步化疗）。预防性应用糖皮质激素可能降低 ICIs 药物的抗肿瘤疗效，且可能影响患者预后。

（5）推荐对计划接受 ICIs 治疗的患者进行药物不良反应教育，以便患者在发生 irAEs 时能自我识别并及时就医。

（6）近几年也有研究者提出使用人工智能对患者的影像学参数及病例大数据进行精准统计分析，可能有助于在最早期阶段诊断甚至预测心血管毒性事件。

第三节　ICIs 治疗前的基线评估

ICIs 相关心肌炎最佳预防时间点是在 ICIs 治疗前，对患者进行全面的基线评估，有助于对患者进行心血管疾病风险分层，了解患者心血管疾病风险，识别高危人群，制订个性化监测及随访策略，减少 ICIs 相关心肌炎的发生，降低总体死亡率。在 ICIs 治疗前对患者进行基线评估包括症状、体征、家族史、个人史、心肌损伤标志物、D-二聚体、心电图、超声心动图等。

一、病史采集

基线评估首先要进行仔细的病史询问及体格检查。应询问心脏相关的症状如活动后胸闷、胸痛、心悸、头晕、呼吸困难、肌肉酸痛、下肢肿胀等，进行必要的体格检查，记录患者血压、心率、心脏体征、皮肤黏膜及下肢水肿情况等，详细的病史和全面的体格检查可以协助发现潜在的心血管疾病。

既往存在心血管疾病的患者，需要详细询问心血管疾病类型（如冠心病、心肌梗死、心功能不全或心力衰竭、瓣膜性心脏病、心肌炎、静脉血栓栓塞等）、既往和当前的治疗，评估其严重程度。合并心血管疾病不是抗肿瘤治疗的禁忌，但这些患者是未来发生 ICIs 相关心肌炎高风险人群，需要请心血管内科医师协助评估和规范管理。大型流行病学研究证明，传统的心血管疾病危险因素如高血压、糖尿病、肾脏疾病、血脂异常、体力活动减少、吸烟、饮酒、腹型肥胖、阻塞性睡眠呼吸暂停等也会增加 ICIs 相关心肌炎风险，提示此类患者在用药治疗期间需要更密切监测心脏指标，并做好患者宣教。

合并自身免疫性疾病患者需对其疾病类型、既往治疗、目前活动性做详细评估，自身免疫性疾病虽然不是 ICIs 治疗的绝对禁忌证，但是处于活动期的自身免疫性疾病患者接受 ICIs 治疗后，发生自身免疫性疾病恶化和/或发生 irAEs 的可能性更大；与 ICIs 治疗开始前没有接受免疫抑制治疗的患者相比，接受免疫抑制治疗患者的总体生存期更短。

如患者既往存在肿瘤病史，需收集患者既往肿瘤类型、治疗方案及相应剂量。既往接受过纵隔或左胸部放射治疗的患者长期随访提示心血管疾病发生率增加，这种增加与心脏暴露平均剂量成正比，在暴露后数年内开始，持续至少 20 年。在抗肿瘤药物中，较易出现心血管毒性反应的药物包括蒽环类药物、抗血管靶向治疗药物、抗 HER2 抗体类药物等。蒽环类药物存在累积的与剂量相关的心脏毒性，会产生远期心脏功能损害，而抗血管靶向治疗药物可能会导致药物相关高血压、血栓栓塞性疾病等心血管不良事件。

二、 实验室检查

对于怀疑有 ICIs 相关心肌炎的病人，需要考虑广泛的鉴别诊断，特别是合并其他心血管疾病时，基线检测尤其重要，以便在监测期间或出现新的心脏相关症状时正确解释较基线变化的数值。建议对所有计划接受 ICIs 治疗的患者进行基线 cTn、钠尿肽、D-二聚体等检测及超声心动图、心电图等影像检查。

生物标志物尤其是 cTn 是 ICIs 相关心肌炎诊断的关键变量，有研究发现，约 90% ICIs 相关心肌炎出现 cTn 水平升高，并由此触发更高一级的检查（心脏 MRI 和心内膜心肌活检）。在临床实际工作中，cTn 和心电图较基线发生的变化是最容易记录和识别的。很多患者在 ICIs 治疗前已经采用过其他抗肿瘤治疗方案，这并非真正的基线值，目前尚不清楚所有措施治疗前的 cTn 水平对 ICIs 相关心肌炎的预测价值，但根据 ICIs 治疗前的 cTn 基线值能够帮助识别潜在的心脏疾病相关的心肌细胞损伤，cTn 基线高水平患者更可能发生左心室功能障碍。cTn 升高的程度也能够判断预后，由 cTn 浓度量化的心肌细胞损伤程度与心力衰竭发生率、心力衰竭住院率、心房颤动和死亡的风险之间存在着近乎线性的关系。包括 cTn、肌酸激酶（creatine kinase，CK）、肌酸激酶同工酶 MB（CK-MB）和肌红蛋白（myoglobin，Mb）在内的心肌损伤标志物异常往往早于临床症状的发生，且与疾病严重程度有关，能够评估亚临床型心肌损伤并为后续监测提供基线参照。鉴于大量 ICIs 相关心肌炎病例合并肌炎，CK 也对可疑肌炎患者评估提供重要参照。

利钠肽（natriuretic peptide，NP）是另一个用于心血管疾病风险分层的生物标志物。研究发现，发生 ICIs 相关心肌炎的患者在接受 ICIs 治疗后超过 70% 存在 NP 水平升高，基线高 NP 患者未来发生心血管不良事件风险增加，可以识别高风险人群。

肿瘤患者容易并发血栓相关疾病，肺栓塞的症状、心电图以及心肌损伤标志物变化等方面也与 ICIs 相关心肌炎类似，基线 D -二聚体检测对鉴别诊断提供重要参考价值。

三、 影像学检查

首先是心电图检查。心律失常和心脏传导疾病在心脏毒性病例中很常见，包括心房颤动、频发房性或室性早搏、室性心动过速和传导阻滞等，其中 ICIs 导致的房室传导阻滞为相对特异性表现，并且正在成为 ICIs 引发猝死的重要潜在病因。ICIs 相关心肌炎更有可能引起心电图的一些非特异性的改变，如窦性心动过速、QT 间期延长、ST 段抬高或 T 波倒置、异常 Q 波、低电压等。对接受 ICIs 治疗的患者，虽然正常的心电图并不能排除心肌炎，但与基线对比后心电图出现新的变化可能有重要的提示作用，结合实验室检查指标，能够指导下一步影像学检查。

经胸超声心动图（transthoracic echocardiography，TTE）是基线评估及危险分层首选的成像技术，它能对左心室和右心室收缩功能、舒张功能、心腔扩张、左心室肥大、室壁运动异常、心脏瓣膜、肺动脉压和心脏周围疾病进行评估，能够影响治疗决策。左心室射血分数（left ventricular ejection fraction，LVEF）是目前监测左心室功能最常用的指标，LVEF 基线边缘（50%～54%）或降低（<50%）是大多数抗肿瘤治疗未来发生心脏毒性的危险因素。但 LVEF 指标本身存在一定的局限性，通常会低估患者心肌受损情况，对一些早期的亚临床心肌病变不敏感，建议在基线时使用斑点跟踪法测定整体纵向应变值（global longitudinal strain，GLS）。GLS 为最佳心肌应变参数，可用以评估心脏收缩功能，且较 LVEF 更敏感，可作为早期监测指标以识别亚临床左心室功能障碍；GLS 较基线下降不足 8% 通常无临床意义，但若较基线下降超过 15% 则提示异常的可能性大。

如果 TTE 图像质量较差或基础疾病考虑存在特定的心血管疾病（如肥厚型心肌病），必要时需完善心脏 MRI 来评估心功能。

治疗前如果怀疑存在冠状动脉疾病，可以考虑完善冠状动脉 CT 血管成像，完善心肌缺血的功能评估，如负荷超声心动图、灌注负荷心脏 MRI 或心肌核素显像，以评估患者的心肌缺血情况。在治疗前识别已经存在的心血管疾病是基础评估重要的一方面，是治疗前和治疗期间优化方案、降低 ICIs 相关心肌炎发病的绝佳机会。

四、 基因检测

对于存在早发心血管疾病家族史的患者，可能存在基因遗传异常，这类肿瘤患者更易出现心肌炎等心血管相关疾病。但目前不建议在开始抗肿瘤治疗前常规使用基因检测来评估心脏毒性风险。未来，个性化的基因检测方法可能有助于确定肿瘤患者抗肿瘤治疗后发生心脏损伤的易感性，对此还需要进行更多的探索。

第四节　ICIs 治疗期间的患者管理

患者管理贯穿于 ICIs 治疗全程，治疗期间需要进行监测和管理。但实际工作中，使用 ICIs 的患者极度欠缺必要的监测和保护，以至于在疾病早期被严重忽视，致使疾病迅速进展。而且，此类患者一旦不能早期发现和干预，后期病情复杂，救治难度极大，导致患者住院费用增加、住院时间延长，更显著增加患者病死率，造成患者严重的疾病负担和医疗资源的浪费。

ICIs 相关心肌炎为高致死性 irAEs，导致其高死亡率的原因中包括使用 ICIs 过程之中未能主动监测和尽早预警、发生 ICIs 相关心肌炎后未能有效识别和及时干预等。有效筛查、早期预警和尽早干预能够及时发现轻症患者，改善重症患者不良预后。针对使用ICIs肿瘤患者群体需要做到全程管理、精准防控、规范处理，这对肿瘤专科医师和心血管专科医师的能力都有极高的要求。

在ICIs治疗前需要对患者进行基线评估，这样有利于在ICIs治疗过程中监测患者的病情进展和变化，并早期识别和诊断ICIs相关心肌炎。研究发现，发生ICIs相关心肌炎的患者在接受ICIs治疗后其cTn、CK、CK-MB、NP水平均有不同程度升高。此外，心肌损伤标志物（包括cTn、CK、CK-MB和Mb）异常往往早于临床症状的发生，且与疾病严重程度有关。

在开始ICIs治疗后，推荐在接受ICIs首剂治疗7天内随访患者的症状和体征，复查cTn和心电图，若与基线相似，之后每次ICIs用药前检查cTn和心电图等；ICIs用药3个月内密切随访患者的症状和体征，ICIs双周治疗的患者在第2～9个治疗周期内、ICIs三周治疗患者在第2～6个治疗周期内，每次用药前接受症状和体征检查，复查心电图和cTn，可考虑联合监测NP、Mb或CK；3个月后建议每次用药前监测患者症状和体征，复查心电图，有可疑指征时检查心肌损伤标志物、超声心动图等。ICIs治疗过程中推荐通过电话、门诊或互联网诊疗平台等多种手段定期监测患者的症状、体征、心电图和cTn等。

在接受ICIs治疗后，部分患者的心肌损伤标志物水平可能会发生变化，这些指标变化反映ICIs可能会造成急性和慢性心肌损伤。一项回顾性、真实世界、队列研究纳入204名接受ICIs治疗的患者（治疗组）和205名接受传统化疗的患者（对照组），结果显示，ICIs治疗组患者的平均cTn和NP，相比治疗前基线水平显著升高，并在一个月左右达到峰值（cTn：$0.008\,1 \pm 0.010\,3\,\mu g/L$ vs $0.026\,7 \pm 0.010\,2\,\mu g/L$，$P = 0.039$；NP：$104.0 \pm 174.6\,\mu g/L$ vs $310.86 \pm 2\,730.58\,\mu g/L$）后逐渐下降，在治疗第三或第四个月后，心肌损伤标志物水平再次升高；ICIs 治疗组心肌炎发生率为 1.47％（3/204），对照组患者中无心肌炎发生，且与对照组相比，ICIs 治疗组新发生的心电图 ST－T 异常率（38/180 vs 16/178，$P=0.001$）、NP（10/187 vs 4/201，$P=0.076$）和 cTn（9/203 vs 2/201，$P=0.028$）水平异常发生率更高（超过正常值上限至少两倍）。此外，治疗早期常规 cTn 监测可能有助于预测接受 ICIs 治疗患者的预后和死亡风险。一项回顾性单中心研究分析了 23 名在 ICIs 治疗后发生 cTn 升高的严重心肌炎和亚临床心肌炎患者，结果显示，高水平 cTn（$P=0.016$）、CK（$P=0.013$）和 CK－MB（$P=0.034$）与死亡率增加有关；定期监测组对比未定期每周监测 cTn 组，患者在就诊时 cTn 水平更低（$P=0.022$）、开始糖皮质激素治疗的时程更短（$P=0.053$）。因此，推荐对接受 ICIs 治疗的患者采取主动监测策略，包括对患者进行定期随访和监测。

多个研究显示，ICIs 相关心肌炎发生的中位时间为用药后 17～65 天不等，一项系统性综述汇总了 2015—2021 年发表的 ICIs 相关心脏毒性病例报道数据，结果显示，ICIs 相关心肌炎的中位发生时间为 65 天，约 81％的患者在 ICIs 治疗后的 3 个月内发生 ICIs 相关心肌炎。中国人群中 ICIs 相关心肌炎发生的中位时间为用药后 38 天（2～420 天），且 81.2％的患者在第 1～2 次 ICIs 用药时发生 ICIs 相关心肌炎。ICIs 治疗期间对患者进行定期监测，有助于早期发现包括 ICIs 相关心肌炎在内的免疫相关心血管不良事件并提供及时心脏保护治疗。

（曾　军　丁珍贞　王　妍）

📖 参考文献

［1］中国抗癌协会整合肿瘤心脏病学分会，中华医学会心血管病学分会肿瘤心脏病学学组，中国医师协会心血管内科医师分会肿瘤心脏病学专

业委员会，等．免疫检查点抑制剂相关心肌炎监测与管理中国专家共识（2020 版）[J]．中国肿瘤临床，2020，47（20）：1027－1038.

［2］BADERTSCHER P，BOEDDINGHAUS J，NESTELBERGER T，et al. Effect of acute coronary syndrome probability on diagnostic and prognostic performance of high-sensitivity cardiac troponin [J]. Clin Chem, 2018,64(3):515－525.

［3］DOLLADILLE C，EDERHY S，SASSIER M, et al. Immune checkpoint inhibitor rechallenge after immune-related adverse events in patients with cancer [J]. JAMA Oncol, 2020,6(6):865－871.

［4］ESCUDIER M，CAUTELA J，MALISSEN N, et al. Clinical features, management, and outcomes of immune checkpoint inhibitor-related cardiotoxicity [J]. Circulation, 2017,136(21):2085－2087.

［5］JOHNSON D B，BALKO J M，COMPTON M L, et al. Fulminant myocarditis with combination immune checkpoint blockade [J]. N Engl J Med, 2016,375(18):1749－1755.

［6］LI C，BHATTI S A，YING J. Immune checkpoint inhibitors-associated cardiotoxicity [J]. Cancers (Basel), 2022,14(5):1145.

［7］LIU Y，WANG H，DENG J, et al. Toxicity of tumor immune checkpoint inhibitors-more attention should be paid [J]. Transl Lung Cancer Res, 2019,8(6):1125－1133.

［8］LIU Y，WU W. Cardiovascular immune-related adverse events: evaluation, diagnosis and management [J]. Asia Pac J Clin Oncol, 2020, 16(4): 232－240.

［9］LYON A R，DENT S，STANWAY S, et al. Baseline cardiovascular risk assessment in cancer patients scheduled to receive cardiotoxic cancer therapies: a position statement and new risk assessment tools from the Cardio-Oncology Study Group of the Heart Failure Association of the European Society of Cardiology in collaboration with the International Cardio-Oncology Society [J]. Eur J Heart Fail, 2020, 22 (11):1945－1960.

［10］LYON A R，LÓPEZ-FERNÁNDEZ T，COUCH L S, et al. 2022 ESC guidelines on cardio-oncology developed in collaboration with the European Hematology Association (EHA), the European Society for Therapeutic Radiology and Oncology (ESTRO) and the International

Cardio-Oncology Society（IC-OS）[J]. Eur Heart J, 2022, 43 (41): 4229 – 4361.

[11] MAHMOOD S S, FRADLEY M G, COHEN J V, et al. Myocarditis in patients treated with immune checkpoint inhibitors [J]. J Am Coll Cardiol, 2018, 71(16):1755 – 1764.

[12] MALATY M M, AMARASEKERA A T, LI C, et al. Incidence of immune checkpoint inhibitor mediated cardiovascular toxicity: A systematic review and meta-analysis [J]. Eur J Clin Invest, 2022, 52 (12):e13831.

[13] MA R, WANG Q, MENG D, et al. Immune checkpoint inhibitors-related myocarditis in patients with cancer: an analysis of international spontaneous reporting systems [J]. BMC Cancer, 2021, 21(1):38.

[14] OIKONOMOU E K, KOKKINIDIS D G, KAMPAKTSIS P N, et al. Assessment of prognostic value of left ventricular global longitudinal strain for early prediction of chemotherapy-induced cardiotoxicity: a systematic review and meta-analysis [J]. JAMA Cardiol, 2019, 4(10): 1007 – 1018.

[15] OREN O, YANG E H, MOLINA J R, et al. Cardiovascular health and outcomes in cancer patients receiving immune checkpoint Inhibitors [J]. Am J Cardiol, 2020, 125(12):1920 – 1926.

[16] POWER J R, ALEXANDRE J, CHOUDHARY A, et al. Electrocardiographic manifestations of immune checkpoint inhibitor myocarditis [J]. Circulation, 2021, 144(18):1521 – 1523.

[17] PRADHAN R, NAUTIYAL A, SINGH S. Diagnosis of immune checkpoint inhibitor-associated myocarditis: a systematic review [J]. Int J Cardiol, 2019, 296:113 – 121.

[18] PUZANOV I, SUBRAMANIAN P, YATSYNOVICH Y V, et al. Clinical characteristics, time course, treatment and outcomes of patients with immune checkpoint inhibitor-associated myocarditis [J]. J Immunother Cancer, 2021, 9(6):e002553.

[19] SCHNEIDER BRYAN J, NAIDOO JARUSHKA, SANTOMASSO BIANCA D, et al. Management of immune-related adverse events in patients treated with immune checkpoint inhibitor therapy: ASCO guideline update [J]. J Clin Oncol, 2021, 39(36):4073 – 4126.

[20] SHALATA W, ABU-SALMAN A, STECKBECK R, et al. Cardiac toxicity associated with immune checkpoint inhibitors: a systematic review [J]. Cancers (Basel), 2021, 13(20):5218.

[21] ZAMAMI Y, NIIMURA T, OKADA N, et al. Factors associated with immune checkpoint inhibitor-related myocarditis [J]. JAMA Oncol, 2019, 5(11):1635 – 1637.

[22] ZHANG C, CHEN Z, MO C, et al. Real-world cardiovascular toxicity of immune checkpoint inhibitors in cancer patients: a retrospective controlled cohort study [J]. Am J Cancer Res, 2021, 11(12):6074 – 6085.

第四章

ICIs 相关心肌炎的诊断

第一节　ICIs 相关心肌炎的临床特点

ICIs 相关心肌炎的临床表现取决于心肌受累的范围和严重程度、免疫治疗损伤在其它系统累及情况，以及患者原有心血管疾病和恶性肿瘤所致的体能状况的总和。

一、　临床症状

初期可以为胸闷、心悸、气促、乏力、下肢浮肿等，以上症状均非特异性，在肿瘤患者中容易被忽视，进一步发展可出现指向心功能不全较为特异的端坐呼吸，甚至发生心源性休克和猝死。

二、　临床表型

ICIs 相关心肌炎的外在临床表型可以是以下一种或多种并存：

（1）心肌炎，以心肌损伤、cTn 升高，出现进展性左心室功能不全为主要表现。

（2）各种快速及缓慢型心律失常（房性早搏、房性心动过速、心房颤动、房室传导阻滞、束支传导阻滞、室性早搏、室性心动过速等）。

（3）心包炎、心包积液。

（4）心脏性猝死。

三、 临床分型

根据临床症状可将 ICIs 相关心肌炎由轻至重分为亚临床心肌损伤、轻症型、重症型以及危重型。还可根据糖皮质激素治疗后 cTn 的变化情况，分为激素抵抗型和激素敏感型两种类型（详见第五章第一节）。

四、 鉴别诊断

ICIs 相关心肌炎是排他性诊断，如症状可以完全归因于另一种疾病，则不能诊断为 ICIs 相关心肌炎，需要除外以下临床情况，仔细询问患者病史和临床症状可提供鉴别价值。

（1）急性冠脉综合征：胸闷、胸痛明显，急性起病。

（2）急性肺栓塞：急性起病，典型表现为胸痛、咯血、呼吸困难。

（3）主动脉夹层：急性胸痛，可伴后背放射。

（4）病毒性心肌炎：有病毒前驱感染史，常常有发热症状。

（5）系统性疾病累及心血管系统。

（6）原有的心血管系统疾病的进展。

（7）肿瘤直接累及心血管系统。

（8）其它抗肿瘤药物相关心血管损伤。

由于肿瘤患者本身临床情况个体化差异大，故发生 ICIs 相关心肌炎时，单纯从临床症状方面进行鉴别诊断存在一定难度。诊断关键在于需要清晰掌握患者基线状态，包括实验室和辅助检查情况，在开始抗肿瘤免疫治疗后，尤其前 6 周采取主动监测的策略，及时发现患者新发和进展的具有指向性的临床表现，及时启动诊断和鉴别诊断的流程。

在鉴别诊断过程中，尽早启动肿瘤心脏病 MDT 团队的参与，更好发挥多学科诊疗的优势，及时鉴别心血管危急重症，为早期识别和处理 ICIs 相关心肌炎争取时间。

此外，ICIs 相关心肌炎常常同时伴随免疫相关其它系统损伤的临床表现，约半数的 ICIs 相关心肌炎患者会合并其他 irAEs，其中合并肌炎的患者比例约为 25％，合并重症肌无力的患者比例为 10％。甲状腺也是较为常见合并受累的器官，并且可加重患者心悸、乏力症状。多系统受累可以为鉴别诊断提供线索。

第二节　ICIs 相关心肌炎的心肌损伤标志物诊断和鉴别诊断

cTn 和 NP（BNP 和 NT‑proBNP）是 ICIs 相关心肌炎诊断和鉴别诊断中最常用的心肌损伤标志物。其中，cTn 是心肌损伤标志物，BNP 和 NT‑proBNP 是心衰标志物。

一、cTn 作为 ICIs 相关心肌炎心肌损伤标志物的价值

（一）cTn 的种类和 cTn 升高的临床意义

cTn 是一种 3 聚体复合物，包括三种亚基——cTnT、cTnI 和 cTnC，是心肌收缩的调节蛋白，目前能检测 cTnI 和 cTnT。二者均以复合物和游离的形式存在于心肌细胞胞质中，当心肌细胞损伤时，便释放入血液中，血清中的 cTnT 和 cTnI 具有区别于骨骼肌的较为独特的心肌表型，心肌特异性较高。二者对诊断心肌细胞损伤和严重程度有重要价值。

（二）cTn 升高对 ICIs 相关心肌炎诊断的敏感性和特异性

观察性资料显示，94％的 ICIs 相关心肌炎患者出现 cTn 水平升高，但随着 cTn 检验方法的更新换代，其检测细微心肌损伤

的界限值再刷新低；cTn 可做为心肌损伤极其敏感的筛查指标，cTn 升高提示任何原因造成的心肌损伤，但在 ICIs 相关心肌炎的诊断上缺乏特异性。

（三）cTn 在 ICIs 相关心肌炎诊断和鉴别诊断方面的价值

cTn 能为 ICIs 相关心肌炎的诊断和鉴别诊断提供丰富的信息。第一，cTn 升高是主动监测中启动 ICIs 诊断流程的重要检测指标；第二，cTn 升高的幅度可以提示心肌损伤范围大小；第三，急性心肌梗死冠脉完全阻塞后迅速出现大量的心肌细胞的坏死，在 10～24 h 达峰，随后 10～15 天逐渐恢复正常。而 ICIs 相关心肌炎的心肌损伤持续发生，cTn 持续升高，达峰时间更长，如无有效干预，可以维持在平台期，cTn 持续升高时间明显超过心肌梗死患者，危重患者恢复时间甚至可达数周。故 cTn 升高的检测可以有效指导诊断和鉴别诊断。

近期有研究入组 60 例 ICIs 相关心肌炎，随访一年，分析心肌损伤标志物在 ICIs 相关心肌炎的诊断和预后方面的价值，结果提示，cTnT 在入院 72 h 内均升高，而 cTnI 仍有部分患者处在正常范围内，并且入院 72 h 内 cTnT 与 URL 的比值≥32 是预测 90 天内发生主要心血管不良事件（major adverse cardiovascular events，MACE）的最佳阈值，提示 cTnT 升高的水平对于临床分型具有指导意义。

（四）cTn 升高需要鉴别的临床情况

1. 心血管疾病　包括：①冠状动脉疾病，如急性心肌梗死、急性冠脉综合征和冠脉痉挛；②心律失常；③心功能不全；④病毒性心肌炎；⑤应激性心肌病；⑥结构性心脏病如主动脉瓣狭窄；⑦主动脉夹层；⑧肺栓塞；⑨浸润性心肌病；⑩药物或毒物所致心肌损伤。

2. 非心血管疾病　包括：①肾功能不全；②脑血管意外；③甲状腺功能亢进和减退；④重症感染；⑤过量体力活动；⑥横

纹肌溶解症。

以上情况均可出现 cTn 升高，可能是肿瘤患者并存的其它系统疾病、肿瘤发展过程中累及其它系统的结果，甚至是 ICIs 同时导致的多系统免疫损伤，都需要同时加以鉴别。

二、 NP 做为心衰标志物在 ICIs 相关心肌炎诊断和鉴别诊断中的价值

（一）B 型 NP 和 N 末端 B 型 NP 前体的病理生理学

B 型 NP 主要由心室肌细胞分泌，初始表达产物是 proBNP 前体，被信号肽酶剪切为 proBNP，然后进一步被蛋白水解酶裂解成为等分子的具有生物学活性的环状 BNP 和无生物学活性的 NT - proBNP，二者在体内半衰期分别为 20 min 和 90 min。在缺血、应激及心室容积压力增大等病理状态下，BNP 合成释放显著增加，心衰患者 BNP/NT - proBNP 水平升高 200～300 倍，可准确、定量、非侵入性评估心内充盈压和舒张末室壁应力。健康个体和患者间 BNP/NT - proBNP 水平的巨大差异使其成为心脏功能的理想指标，得到各国心衰指南一致推荐，可以为心力衰竭诊断与鉴别诊断、病情严重程度及预后评估提供重要参考价值。

在 ICIs 相关心肌炎患者中，临床分型由轻到重，NP 出现不同程度的升高，可做为病情严重程度和预后评估的重要参考。但需要指出，BNP/NT - proBNP 水平升高在 ICIs 相关心肌炎的心功能评价中缺乏特异性，需要鉴别其他引起 BNP/NT - proBNP 水平升高的疾病。

（二）BNP/NT - proBNP 在 ICIs 相关心肌炎中的应用

BNP/NT - proBNP 是肿瘤患者接受心脏毒性抗肿瘤药物治疗前心血管风险评估生物标志物，亦是治疗中和治疗后药物心脏毒性监测生物标志物。2022 年 ESC 肿瘤心脏病学指南提出，肿

瘤患者在接受心脏毒性抗肿瘤药物，包括 ICIs 治疗前，应检测 BNP/NT‐proBNP 基线水平，进行心血管风险评估；并在治疗中和治疗后主动监测 BNP/NT‐proBNP 用于药物心脏毒性评估。由于肿瘤患者中，临床情况复杂，涉及不同瘤种，疾病不同阶段以及患者个体情况差别，难以界定 BNP/NT‐proBNP 检测的界限值，临床应用中更注重与基线的比较。

（三）BNP/NT‐proBNP 升高需要鉴别的临床情况

1. 心血管疾病 包括：①心肌病变，如心肌肥厚、心肌纤维化或疤痕、心肌浸润性病变等；②心脏瓣膜病；③冠状动脉疾病，如急性心肌梗死、急性冠脉综合征和冠脉痉挛；④心律失常；⑤心包疾病，如心包积液或心包压塞、缩窄性心包炎；⑥先天性心脏病；⑦肺血管疾病，如肺栓塞、肺动脉高压。

2. 非心血管疾病 包括：①急性呼吸窘迫综合征；②睡眠呼吸暂停综合征；③慢性肺部疾病；④贫血；⑤甲状腺功能亢进和减退；⑥败血症；⑦烧伤；⑧卒中；⑨肝功能异常；⑩肾功能异常；⑪休克。

（四）BNP/NT‐proBNP 的检验分析中影响结果解读的生理性和外源性因素

如表 4‐1 所示。

表 4‐1 引起 BNP/NTproBNP 水平升高和降低的因素

因素	BNP/NT‐proBNP 水平升高	BNP/NT‐proBNP 水平降低
生理性因素	年龄、女性、肾功能不全	肥胖
外源性因素	药物（沙库巴曲/缬沙坦、奈西立肽等引起 BNP 升高，而不影响 NT‐proBNP 的测定）	

总之，ICIs 相关心肌炎的诊断中，心肌损伤标志物缺乏特异

性，且肿瘤患者存在极大异质性，给诊断和鉴别诊断造成难度，要求重视基线 cTn 和 BNP/NT‐proBNP 的筛查，在 ICIs 治疗中做到主动监测、前后比较，尽早发现变化。同时，还应注意 ICIs 损伤多系统累及的特点，对于诊断 ICIs 相关心肌炎的病例，实验室检测方面需要完善血常规、肝肾功能、C‐反应蛋白、D‐二聚体、CK 以及内分泌激素等检测，评估其他系统受累与否。

第三节 ICIs 相关心肌炎的心电图诊断和鉴别诊断

心电图可以作为 ICIs 相关心肌炎的支持诊断方法，它是一种快速、方便且廉价的检测手段，约 90% 的 ICIs 相关心肌炎患者会出现心电图异常。心电图的改变常常是动态的，诊断的灵敏度高，但特异性低，因此每次 ICIs 给药前或患者有症状时，建议进行心电图检查。

一、ICIs 相关心肌炎的心电图表现

ICIs 相关心肌炎的心电图表现多样，包括多种类型心律失常（窦性心动过速、心房颤动、房性或室性期前收缩、室上性心动过速、窦性停搏、房室传导阻滞、室内传导延迟或束支传导阻滞、室性心动过速或心室颤动、心脏停搏等）、QT 间期延长、ST 段抬高或压低、T 波倒置、R 波幅度减低、异常 Q 波等。一项探究 ICIs 相关心肌炎心电图特征的病例对照研究，比较了 140 名 ICIs 相关心肌炎患者（试验组）和 179 名患者（对照组）在 ICIs 治疗前、治疗中、治疗后 3 个不同时间点的心电图指标，结果显示，相比于患者接受 ICIs 治疗前的 QRS 持续时间（99 ± 20 ms，$P = 0.001$）、对照组 ICIs 治疗期间的 QRS 持续时间（93 ± 19 ms，$P < 0.001$）和心肌炎发生前的 QRS 持续时间（97 ± 19 ms，$P = 0.009$），心肌炎发生时患者的 QRS 持续时间明显延长（110 ±

22 ms），且每延长 10 ms，发生 MACE 的风险增加 1.3 倍（95%
CI 1.07～1.61，P＝0.011）。

但值得注意的是，部分 ICIs 相关心肌炎患者心电图可正常。
一项病例报告研究显示，一例患有四期黑色素瘤的 75 岁男性接
受了 ICIs 治疗，在其心电图检查正常的情况下，hs - cTNT 和
CK 水平持续升高，并确诊为 ICIs 相关心肌炎。

二、 ICIs 相关心肌炎的心电图鉴别诊断

急性冠状动脉综合征与部分 ICIs 相关心肌炎在临床表现、
心电图以及心肌损伤标志物变化等方面类似，若无法鉴别，需请
心血管内科会诊；若心电图符合 ST 段抬高型心肌梗死，需进行
急诊冠状动脉造影以确诊。

此外，肺栓塞的症状、心电图以及心肌损伤标志物变化等方
面也与 ICIs 相关心肌炎类似，但可以通过监测 D -二聚体进行鉴
别诊断，若 D -二聚体阳性，可根据肺栓塞可能性评分和诊断流
程图，结合血气分析、超声心动图、静脉超声结果帮助诊断，必
要时行肺动脉 CT 血管成像检查进行鉴别。

第四节　ICIs 相关心肌炎的超声心动
图诊断和鉴别诊断

心脏 irAEs 包括心肌炎、心包炎、心力衰竭、心律失常等。
心脏超声是监测、随访 ICIs 相关心肌炎的一线影像学方法，不
仅可以快捷、无创地评价患者在不同时间节点的心脏结构、功能
及血液动力学特征，还可鉴别其他原有或新发的心血管病变（包
括先天性心脏病、急性心肌缺血、瓣膜病、心肌病等）。LVEF
是目前公认的左心功能监测指标，LVEF 绝对值较基线下降≥
10% 且 LVEF＜50% 可提示肿瘤治疗相关心功能不全（cancer

therapy-related cardiac dysfunction, CTRCD）。然而，仅有不到 50% 的 ICIs 相关心肌炎患者有 LVEF 下降，而且心脏超声对 ICIs 相关心肌炎缺乏心肌组织特异性表现。

近年来新兴的斑点追踪技术（speckle tracking imaging, STI）可借助计算机处理技术及数学算法识别超声图像上心肌组织的声学斑点，通过连续跟踪目标心肌在心动周期中的位置，可实现实时、无创、定量、多维度地评价心肌的运动和形变特性，而且不受心脏超声成像角度的影响。STI 无多普勒角度依赖性，不仅能全面评估心脏纵向、径向和环向的应变（strain），还能同步分析左心室心尖段和心底段旋转、整体旋转（LVtw）及扭转（LVtor）。因此，对心功能评价的特异性和敏感性均较高，可发现传统方法无法检测的细微心肌功能损害，在肿瘤治疗相关心血管疾病的早期诊断、危险分层和预后评估方面具有优越性。

研究发现，发生 CTRCD 时 STI 测定的左心室整体纵向应变（left ventricular global longitudinal strain，LVGLS）较 LVEF 下降更早，抗肿瘤治疗期间常规监测 LVGLS 可及时发现心血管毒性并有望预测随后出现的心功能不全。LVGLS 被认为是抗肿瘤治疗相关心脏毒性最强力的预测因子。ESC 发布的《肿瘤治疗和心血管毒性立场声明》等指南推荐 STI 作为肿瘤治疗心脏毒性的筛查和随访的一线方法；LVGLS 较基线水平下降 15% 为截点（cut-off point）可作为发生 CTRCD 的诊断依据。无论 LVEF 是否异常，ICIs 相关心肌炎患者 LVGLS 均明显下降。LVGLS 对 ICIs 相关心肌炎患者预后也有重要的预测价值，有研究显示，LVEF 保留的 ICIs 相关心肌炎患者中，LVGLS<16% 与较高的 MACE 相关（$P<0.001$）；LVEF 降低的 ICIs 相关心肌炎患者中，LVGLS<13% 与较高的 MACE 相关（$P<0.001$）。但好的成像质量是施行 STI 的重要前提，建议 STI 图像采集时需要心内膜边缘清晰显示，帧频维持于二维超声：60～80 帧/秒；三维

超声：30～45 帧/秒，且连续采集 4～6 个心动周期。

鉴于心脏超声无创价廉、可床旁重复进行等特点，STI 作为一种更加敏感、精确的心脏超声新方法，对于 ICIs 相关心肌炎的诊断有着巨大的价值和发展空间。除了常规心脏超声以及 STI 之外，其他心脏超声技术，如三维心脏超声、造影心脏超声、组织多普勒、负荷心脏超声等在 ICIs 相关心肌炎患者中的应用价值及诊断标准还有待进一步明确。

一、 ICIs 相关心肌炎的心脏超声表现

心脏超声通常是评估心功能的一线影像学方法，一般用于急性或亚急性症状 ICIs 相关心肌炎的患者。ICIs 相关心肌炎患者心脏超声表现是多种多样的，患者既可无特定的常规心脏超声影像学异常，也可有：①心室节段性室壁运动异常；②弥漫性左心室收缩功能减退；③心脏收缩欠协调（部分 ICIs 相关心肌炎患者会出现新发的传导或束支传导阻滞、室性早搏等）；④心腔扩大；⑤室壁增厚；⑥心包积液等表现。

建议患者在启动 ICIs 治疗前行基线心脏超声＋STI 检查、心电图、心肌损伤标志物、NP、D-二聚体等检查，明确患者基线 LVEF、LVGLS 和已有的心血管疾病，包括先天性心脏病、心肌缺血、瓣膜病、心肌病等。当患者疑似发生 ICIs 相关心肌炎时，建议立即进行心血管科会诊，在详细询问症状和行体征检查外，应完善上述检查，并与基线水平对比。

建议参照 CTRCD 的诊断标准，LVEF 绝对值较基线下降≥10％且 LVEF＜50％可提示 ICIs 相关心肌炎可能；另外，可考虑 STI 作为 ICIs 相关心肌炎的诊断手段。LVGLS 较基线水平下降 15％为截点（cut-off point）可作为发生 ICIs 相关心肌炎的诊断依据。若常规心脏超声怀疑左心室节段收缩活动异常，可应用 STI 左心室节段峰值应变值辅助诊断。

左心房应变，右室收缩功能指标［包括三尖瓣环收缩期运动幅度（tricuspid annular plane systolic excusion）］在 ICIs 相关心肌炎患者中的应用价值及诊断标准还有待进一步明确。

二、 ICIs 相关心肌炎的超声心动图鉴别诊断

ICIs 相关心肌炎可与急性冠状动脉综合征、肺栓塞、原发心血管疾病加重、肿瘤进展及其并发症、其他抗肿瘤治疗相关心血管并发症、肾功能衰竭、重度感染、主动脉夹层以及其他原因导致的心肌炎等疾病有类似的影像学表现，因此临床上应考虑将 ICIs 相关心肌炎与上述疾病进行鉴别诊断。

但仅依靠超声心动图对上述疾病进行鉴别诊断有一定的难度。因此建议：①重视患者启动 ICIs 治疗前，即基线状态下超声心动图、心电图和心肌损伤标志物检查。②在行鉴别诊断时应对患者进行心血管专科检查、全身肿瘤评估或其他检查，以排除已知心血管疾病或非心血管疾病可解释的症状或异常检测结果。鉴别诊断的方法包括但不限于：患者家族史和个人患病史、心肌损伤标志物、D-二聚体、心脏 MRI、冠状动脉 CT 血管成像或造影、肺动脉 CT 血管成像等。

第五节　ICIs 相关心肌炎的 MRI 诊断和鉴别诊断

一、 ICIs 相关心肌炎的 MRI 诊断

心脏 MRI 是一种无创的影像学检查方法，能够通过定量和定性方法综合评估心肌组织特征，包括心肌水肿和纤维化，在诊断急性心肌炎症方面起着重要的作用。无论有没有心内膜心肌活检，心脏 MRI 对于心肌炎的诊断都是必须的。目前的指南已将心脏 MRI 的"Lake Louise 标准"确立为疑似急性或活动性心肌

炎的诊断标准。自该标准问世以来，心脏 MRI 在 T_1/T_2-mapping、细胞外容积（extracellular volume，ECV）等定量组织表征技术的应用方面取得了相当大的进展。既往相关研究表明，定量心脏 MRI 技术有助于评估非 ICIs 相关心肌炎的细微心肌炎症和肿瘤治疗相关心血管毒性的潜在风险。

一项纳入了 103 例 ICIs 相关心肌炎受试者的多中心研究报道：仅有 48% 患者发现了延迟强化（late gadolinium enhancement，LGE）、28% 患者的 STIR 抑脂 T_2 加权成像（T_2-weighted imaging，T_2WI）信号升高，且前间隔、后间隔、下壁及下侧壁是 LGE 的主要分布节段。有研究报道 ICIs 相关心肌炎患者的 ECV 平均值为 34.3% ± 2.1%，高于正常的 ECV 值 25.3% ± 3.5%。该项研究另得出结论：心脏 MRI 的 T_1 和 T_2 值正常且 LGE 阴性并不能排除 ICIs 相关心肌炎诊断。另一项研究则报道：LGE 阳性和 T_2 值升高在 ICI 相关心肌炎中较为常见，分别为 80% 和 60%。该项研究与前项研究的主要区别在于使用了定量 LGE 范围测量和 T_2mapping。需要注意的是，在 ICIs 相关心肌炎患者中，骨骼肌的肌炎也可能同时存在。因此，用抑脂 T_2WI 成像评估的水肿比值（心肌与骨骼肌信号的比值）来评估心肌水肿可能不可靠。T_2mapping 的定量评估可以避免骨骼肌潜在病变作为正常参考的影响。Bohnen 等人报道：与传统的心脏 MRI 参数、T_1mapping 和 ECV 值相比，只有 T_2mapping 可以显著提高检测活动性心肌炎的诊断性能。Thavendiranathan 等人纳入了 136 例 ICIs 相关心肌炎患者，并报道：对于 1.5T 西门子 MRI 机器来说，初始 T_1 值（1079.0 ± 55.5 ms vs 1000.3 ± 22.1 ms）和 T_2 值（56.2 ± 4.9 ms vs 49.8 ± 2.2 ms），均高于正常水平范围。根据修订的 Lake Louise 标准，95% 患者符合非缺血性心肌损伤的诊断标准，53% 符合心肌水肿的诊断标准。一项前瞻性研究纳入了 22 例接受 ICIs 治疗的患者，采用心脏 MRI 评估心脏特征，包括心肌水肿、心肌劳损、LGE 以及 T_1 和 T_2 弛豫时间。在中位随访时间为 3 个月后，受试者出现心肌水肿相关标志物升高（T_1 值：972 ms ± 26 vs 1 006 ms ± 36；T_2 值：54 ± 3 ms vs 58 ± 4 ms）；同时，左心室收缩期纵向应变下降（－23.4% ± 4.8% vs －19.6% ± 5.1%）。并且，在两名受试者中注意到新出现的非缺血性 LGE 病变。Higgins 等人报道：LGE 范围与其他心脏 MRI 参数和 LVEF 无显著相关性。另一项研究则表明：在非 ICIs 相关心肌炎中，LGE 范围与 LVEF 呈负相关。前期的研究也发现定量 T_2-mapping 比抑脂 T_2WI 在发现心肌水肿方面更有价值，因为 T_2WI 仅能发现 52% 患者的心肌病变，而 T_2-mapping 的这一比例可达 92%（彩图 9）。

总的来说，目前有关 ICIs 相关心肌炎的心脏 MRI 诊断仍以 Lake Louise 标准及相关修订的心肌炎诊断标准作为参考，定量参数如 T_1/T_2mapping 比传统的定性参数更有价值，但仍缺乏大样本的前瞻性临床试验验证。

二、 鉴别诊断

病毒性心肌炎：病毒性心肌炎发病人群多为青年，并且常有上呼吸道和肠道感染病史。而 ICIs 相关心肌炎是 ICIs 治疗的副作用，病史与病毒性心肌炎明显不同。另一方面 ICIs 相关心肌炎心脏 MRI 表现与病毒性心肌炎有所不同，总体病灶显示对比较弱，且有一部分临床诊断或高度怀疑的 ICIs 相关心肌炎患者 MRI 表现不明显，但这部分病例却存在进展为暴发性心肌炎的风险。与病毒性心肌炎相比，ICIs 相关心肌炎的 LGE 阳性率更低（85% vs 100%），且室间隔更容易出现 LGE。

三、 心脏 MRI 评估预后的价值

在一项研究中，中位随访 149 日后，Zhang 等人观察到

LGE、LGE 模式或 T_2 - STIR 信号升高与后续不良预后无明显相关性。在多变量模型中，LVEF 降低与后续不良预后风险增加显著相关（HR 2.07；95% CI 1.10～3.93）。然而，一项纳入 88 例 ICIs 相关心肌炎的综述显示，LVEF 不是预后不良的标志。中位随访 158 日后，Thavendiranathan 等发现，初始 T_1 值对后续不良预后具有显著的预测价值（HR 1.44，95% CI 1.12～1.84），受试者工作特征曲线下面积为 0.91（95% CI 0.84～0.98）。另有一项回顾性研究发现间隔 LGE 是调整 cTn 峰值后不良预后的独立预测因子（调整后 HR 2.7；95% CI 1.1～6.7）。复旦大学附属中山医院肿瘤心脏病多学科团队的前期研究则发现：在调整了传统的 T_2WI、定量 T_1/T_2 mapping 及 LGE 等因素，GLS 仍是 ICIs 相关心肌炎患者不良预后的独立影响因素，而且即便患者心功能正常，GLS 仍可独立预测不良预后，这也提示了 CMR - FT 可以更灵敏地检测 ICIs 相关心肌炎患者的心肌损伤。最近的一项回顾性研究纳入了 52 例 ICIs 相关心肌炎患者，据报道，心脏 MRI 评估的 GLS 也是与后续 MACE 风险增加相关的独立因素（校正 HR 2.115；95% CI 1.38～3.25）（彩图 10）。上述发现表明，心脏 MRI 标志物有助于预测 ICIs 相关心肌炎的预后。

第六节　放射性核素检查对 ICIs 相关心肌炎的诊断和临床价值

ICIs 相关心肌炎的及时准确诊断具有挑战性，这主要是源于它的临床症状、实验室生物标志物（如 cTn、C 反应蛋白）、心电图和超声心动图表现都是非特异性的。确切的诊断依赖于心内膜心肌活检，但在实际操作中很少进行，这一方面是由于心肌活检是一项有创性检查，具有一定风险，另一方面由于心肌炎本身的分布就是不均质的，所以局部的心肌活检就无法避免活检部位未取到炎症组织而导致的假阴性结果的产生。尸检研究结果显示心内膜心肌活检对心肌炎诊断的敏感性仅为 45%。因此，多种能提示疾病潜在病理生理和形态学/组织变化的影像学检查，如 ^{18}F-氟脱氧葡萄糖（FDG）正电子发射断层扫描/计算机断层扫描（PET/CT）和心脏 MRI，对于诊断心肌炎和监测治疗反应方面就具有重要的临床价值。PET 和 MRI 都可以提供整个心脏中炎症分布和病变模式的信息，这些恰恰是局部心内膜心肌活检无法提供的重要信息。通过目前初步的临床研究数据表明，与单独的 PET 或 MRI 相比，一体化 PET/MRI 用于心脏同步成像在心肌炎评估中可能具有互补和增益价值。与 ^{18}F-FDG PET/CT 相比，这种模式在减少辐射暴露方面对儿科患者更有价值。

一、^{18}F-FDG PET/CT 用于诊断 ICIs 相关心肌炎

PET 是基于对正电子类核素释放的正电子发生电子湮灭时产生的成对 511keV 光子的探测而形成图像。如果脱氧葡萄糖用正电子类核素 ^{18}F 标记，则形成 ^{18}F-氟脱氧葡萄糖，注射到体内后，PET 显像就能对体内这种显像剂的实时分布进行成像，其代表身体内不同组织的葡萄糖摄取和利用情况，同时 PET/CT 中的 CT 图像能为 PET 图像提供解剖定位。^{18}F-FDG PET/CT 主要用于肿瘤成像，因为大多数恶性肿瘤细胞的葡萄糖摄取增加。它也可用于感染和炎症成像，如心脏植入物感染评估和心脏结节病，或潜在的易受感染的动脉粥样硬化斑块成像，因为感染和炎症区域的活化免疫细胞其葡萄糖利用率也显著增加。ICIs 相关心肌炎是一种心肌炎症性疾病，存在能消耗大量葡萄糖的免疫细胞浸润，因此可以通过 ^{18}F-FDG PET/CT 进行可视化成像。

关于循证医学证据，目前还没有前瞻性随机研究或精心设计的回顾性研究来评估 ^{18}F-FDG PET/CT 在心肌炎诊断和治疗中

的作用。目前的证据仅限于基于病例的观察研究，这些观察结果表明^{18}F-FDG PET/CT可以检测和定位急性心肌炎病例中伴有活动性炎症的心肌炎部位。心肌炎中FDG的摄取可能是局灶性、弥漫性或混合性的，这取决于疾病的潜在性质。治疗后复查FDG PET/CT可以通过显示FDG摄取程度的变化，提示心肌炎是否对治疗有良好的反应。

二、 ICIs 相关心肌炎的心脏 MRI

无论心肌炎的潜在病因如何，病理级联反应都会导致免疫细胞渗入心肌细胞，随后导致心肌细胞水肿、充血、坏死，并最终形成疤痕。心脏 MRI 可以很好地显示这些病理反应，并将其用作评估急性和慢性心肌炎的成像生物标志物。因此，心脏 MRI 已发展成为临床心肌炎患者的首选诊断的影像评估模式。

心肌炎与急性炎性细胞损伤、细胞膜通透性增加以及随后的心肌水肿有关。心脏 MRI 对心肌炎诊断最早依据心肌水肿程度作为活动性炎症的替代物。T_2加权序列对水肿最为敏感。发生心肌炎时随着炎症介质的释放，可导致冠状动脉微血管的局部扩张。这种到相关节段的充血血流会引起钆造影剂的局部增加，产生异常强化。在对比前和对比后 T_1 加权图像上，通过将心肌信号与骨骼肌信号进行归一化来测量充血和随后的心脏整体相对增强。先前的研究一致验证了晚期钆增强（LGE）与活动性心肌炎在组织病理学上的分布，特别是涉及左心室间隔时。尽管 LGE 和心肌炎之间有很强的相关性，但多项研究结果提示其敏感性差异很大，在27％至95％之间变化，汇总数据结果显示敏感性为59％。

目前较新的 MRI 技术，其通过使用 Lake Louise 标准来减少经典 MRI 序列的限制。在心动周期中的固定点对不同时间点的多个图像进行采样，以生成相应的参数（即 T_1 或 T_2）的松弛曲线拟合。对于 T_1 映射，在初始反转脉冲之后，在多个不同的反转时间运行修改的 Look-Locker 反转恢复（MOLLI）序列。钆剂增强后的 T_1 图，可用于创建 ECV 分数图。还可以使用不同的回波时间来创建 T_2 图，以拟合 T_2 弛豫曲线。

与 LLC 相比，T_1 和 T_2 标测参数都显示出优越的诊断性能，显著增加了 MRI 确认或排除心肌炎症存在的能力。在一项研究中，T_1 标测的诊断准确率超过了 LLC（91％ vs 85％），在补充 T_2 加权成像或 LGE 的情况下，进一步提高到 96％。

就个体而言，所选的 MR 生物标志物在诊断心肌炎的敏感性、特异性和准确性方面具有固有的局限性。然而，目前已经开发了一种综合的多参数 MR 方法来克服其中的一些问题。Lake Louise 标准是一项国际专家共识的心脏 MR 协议，包括对以下生物标志物的评估：①T_2 加权图像上的区域或全局心肌信号强度增加（检测水肿时 T_2 比率≥2.0）；②全局心肌早期钆增强比率增加（充血时 EGE≥4.0）；③倒置恢复后期钆增强（用于坏死的 LGE）MR 成像时的至少一个局灶性非缺血性病变。这些标准利用了 MR 获取多种成像生物标志物的能力，其中 3 种生物标志物中至少有 2 种存在，在确定心肌炎诊断时产生 67％的灵敏度和 91％的特异性。在复杂情况下，心脏 MRI 可用于提高心内膜心肌活检的采样准确性和安全性。在 Mahrholdt 及其同事的一项研究中，通过组织学评估，在 LGE 的确定区域进行的 90％的活检标本显示出活动性心肌炎。

最初损伤后数月至数年，心肌炎可能会使愈合的心肌出现局部纤维化，这通常是由慢性免疫相关活动引起的。心肌纤维化、心室重构和心室功能障碍是该损伤阶段常见的影像学表现。该阶段的心脏 MRI 评估是为了确定自原始损伤以来形成的坏死和残余疤痕的程度，以及评估心脏的形态和功能。心脏 MRI 诊断急性心肌炎的经典 Lake Louise 标准在慢性情况下没有相同的准确性。研究表明，慢性心肌炎患者的 LGE 发生率较低，但显示出炎症标志物，包括持续性心肌水肿和早期钆增强。

三、 一体化¹⁸F – FDG PET/MRI 在 ICIs 相关心肌炎中的应用

PET/MRI 在不改变患者体位的前提下同步采集 MRI 和 PET 数据，这减少了与运动相关的错误配准。此外，还可以使用时间高分辨率 MRI，通过时间和空间配准来执行 PET 数据的运动校正。PET 数据的衰减校正可以使用 Dixon MRI 序列来实现，该序列是一种基于软件的 MRI 数据分割为 4 个组织类别（背景、肺、脂肪和软组织），并具有相应的衰减系数。这种基于 Dixon MRI 序列的衰减校正对于 PET 图像的视觉评估是可靠的，但与基于 CT 的衰减校正相比，低估了 PET 的 SUV（标准摄取值）。当使用¹⁸F – FDG PET/MRI 诊断心肌炎时，这可能不是一个问题，因为目前的诊断是基于视觉评估的。然而，当使用 Dixon MRI 衰减序列时，PET 的定量分析还是应该谨慎。PET/MRI 的优点之一是潜在地减少来自 PET 的辐射，因为 MR 序列相对较长，这使得能够以较低剂量的示踪剂同时收集高 PET 计数。这在儿科和年轻人群中更为重要，他们对辐射更敏感。

另一方面，PET/MRI 比 PET/CT 具有更小的内孔，这限制了其在大体重患者中的使用。有金属植入物和肾功能不全的患者可能不适合进行 MRI 造影。FDG PET 和 MRI 检查结果都是非特异性的，不能提供心肌炎的病因诊断。此外，在某些情况下，FDG PET 可能显示弥漫性心肌摄取是由于饮食准备不成功而导致心肌细胞生理摄取不完全抑制的原因。

综上所述，心脏 MRI 是心肌炎非侵入性诊断的首选成像方法。然而，心脏 MRI 的"三取二"LLC 组合（T₂、LGE 和 EGE）有其局限性。例如，T₂ 加权图像往往具有与伪影相关的

低成像质量，并且 MRI 结果与心肌炎症的严重程度无关。因此，^{18}F-FDG PET/MRI 可以通过同时提供功能性炎症信息和结构变化，为心肌炎的诊断提供潜在的补充和增量价值。

基于临床病例的结果表明，^{18}F-FDG PET/MRI 用于心肌炎评估时，心肌 FDG 摄取与 LGE 或 T$_2$ 高信号之间存在良好的相关性。最近的一项小型前瞻性研究表明，使用 LGE 和/或 T$_2$ 作为参考标准，FDG PET 显示出 74％的灵敏度和 97％的特异性，诊断准确率为 87％。总体而言，PET 上 FDG 摄取增加与 MRI（LGE 和/或 T$_2$）之间存在良好的一致性。初步研究结果还表明，心肌炎中的心肌损伤通常是分散的，因此 LGE 无法检测到。此外，由于没有相关的心肌坏死，LGE 可能无法检测到轻度心肌炎。在这些患者中，^{18}F-FDG PET 可以通过提供代谢信息来潜在地提高心脏 MRI 的灵敏度。

在慢性心肌炎患者中，在晚期钆增强 MRI 中，通常很难区分残余活动性心肌炎症患者和其他来源的心肌瘢痕。在这些患者中，^{18}F-FDG PET 可以通过提供炎症的代谢信息来提高 MRI 的特异性。^{18}F-FDG PET 在指导和监测 ICIs 相关心肌炎治疗以及监测治疗后复发方面尤其具有价值。此外，由于部分 ICIs 相关心肌炎在临床上通常是自限性的，在 MRI 中添加 PET 可能会帮助确认疾病是否仍在活动或已恢复，从而有可能确定临床治疗的持续时间。同时，^{18}F-FDG PET/MRI 可以检测到比 PET/CT 更多的心肌炎病变。

四、 未来发展方向

目前，关于心脏 ^{18}F-FDG PET/MRI 在 ICIs 相关心肌炎中的应用的数据来自回顾性和基于病例的观察研究，未来需要进行系统研究，以确认与单独 PET 和单独的心脏 MRI 相比，一体化 PET/MRI 在诊断 ICIs 相关心肌炎方面的互补和增量价值。另一方面，评估 ^{18}F-FDG PET 对炎症的定量评估是否可以预测 ICIs 相关心肌炎的严重程度，并指导临床治疗，从而改善患者的预后也是非常重要的一个研究方向。关于 ^{18}F-FDG PET/MRI 在引导心内膜心肌活检中的有效性还需要更多数据验证。对儿科人群使用 PET/MRI 减少 FDG 剂量值得进行进一步研究。

第七节　心内膜心肌活检对 ICIs 相关心肌炎的诊断和临床价值

在过去的 10 年里，ICIs 已经彻底改变了恶性肿瘤的治疗模式，但 ICIs 的使用增加对临床医生识别和确认 irAEs 提出了新的挑战，特别是最致命的 ICIs 相关心肌炎，据报道其死亡率在 25%～50% 之间。ICIs 单药治疗 ICIs 相关心肌炎发生率为 0.06%，ICIs 联合治疗增加至 0.27%，随着对 ICIs 相关心肌炎的认识不断深入，更多的研究表明其发病率超过 1%。ICIs 相关心肌炎的临床表现与更常见的心脏疾病如心力衰竭和急性冠状动脉综合征重叠，心肌损伤标志物、心电图和超声心动图对 ICIs 相关心肌炎的诊断特异性有限。区分 ICIs 相关心肌炎与其他抗肿瘤治疗相关的心脏毒性也很重要，临床实践中非常具有挑战性。心内膜心肌活检（EMB）仍然是诊断心肌炎的金标准，但目前仅有有限的文献描述 ICIs 相关心肌炎的病理结果。本章节就目前 EMB 对 ICIs 相关心肌炎的诊断和临床价值做一总结。

一、心内膜心肌活检概述

EMB 是利用导管式活检钳，经周围血管到达右心室或左心室夹取心内膜心肌组织的技术。最早应用的经静脉心内膜活检钳是在 1962 年开发的 Konno-Sakakibara 活检钳。随后在许多国家陆续设计了多种版本活检钳，其中包括 1973 年生产的 Stanford

Caves-Schultz 活检钳。Caves-Schultz 活检钳成为随后 20 年经皮 EMB 的主要设备。而现在常用的活检钳与 Stanford Caves-Schultz 类似，但夹口更为精致，活检钳身更为柔软，并发症发生率更低。

　　EMB 及心肌病理学诊断是心肌炎、疑难心肌疾病精准诊断、治疗指导及疗效评价的重要手段。20 世纪 90 年代以来，免疫组织化学诊断已成为心肌炎病理学诊断的重要指标以及应用于心脏移植术后不定期的排异反应监测等。随着手术器械的改善以及术者经验的提升，右心室和左心室 EMB 的安全性均明显提高，严重并发症发生率已低于 1%。无创检查手段如 MRI 无法替代 EMB，EMB 仍是心肌炎、炎症性心肌病、浸润性心脏病等确诊的金标准。目前，EMB 对非移植性心脏病的主要适应证如表 4‐2 所示。

表 4‐2　心内膜心肌活检的适应证

项目	具 体 内 容
Ⅰ类适应证	（1）新发的（<2 周）暴发性心衰，鉴别巨细胞心肌炎、坏死性嗜酸细胞性心肌炎、淋巴细胞性心肌炎等 （2）2 周～3 月内伴室性心律失常或房室传导阻滞或常规治疗顽固的扩张型心肌病（鉴别巨细胞心肌炎、肉芽肿性心肌炎或肉瘤）
Ⅱ类适应证	（1）3 个月以上的伴室性心律失常或房室传导阻滞或常规治疗顽固的扩张型心肌病 （2）一些非粘液瘤的心脏肿块 （3）扩张型心肌病伴嗜酸粒细胞增多症 （4）限制性心肌病或怀疑蒽环类药物心肌毒性反应，不能被影像学诊断确诊
Ⅲ类适应证	（1）2 周以上没有室性心律失常和房室传导阻滞、1～2 周内常规治疗有效的扩张心肌病 （2）不能解释的肥厚型心肌病 （3）不能解释的致心律失常右心室心肌病 （4）不能解释的室性心律失常

引自：FRANCIS R，LEWIS C. Myocardial biopsy: techniques and indications［J］. Heart，2018，104（11）：950‐958。

二、 ICIs 相关心肌炎心内膜心肌活检的操作

（一）心内膜心肌活检的入路

EMB 的入路主要取决于基础疾病和所使用的活检钳。右心室 EMB 可选颈内静脉或股静脉，左心室 EMB 可选桡动脉、肱动脉或股动脉。

早期的心肌活检钳是基于颈内静脉入路设计的，因此右心室 EMB 更为常见。右心室 EMB 通常对大部分患者而言已足够，而左心室 EMB 则常见于特殊情形，例如疾病主要累及左心室或左心脏肿瘤的情况。在一项目前最大规模的对比研究中，左心室（0.33%）和右心室（0.45%）EMB 的并发症率相近，其中纳入了 2 396 例双心室 EMB 的患者，其结果显示在左心室样本中获得了 96.3% 的诊断性组织病理学结果，而在右心室样本中则为 71.4%。然而，通过对心脏超声检查进行仔细分析以确定主要受影响的心室后再行左心室或右心室 EMB，所得的检出率相近。另一项重要的临床试验得出结论，双心室 EMB 相较于单独进行左心室或右心室 EMB，其诊断效能更为显著，但目前尚不推荐常规采用该方法。

目前，并没有 ICIs 相关心肌炎患者的左心室和右心室 EMB 病理阳性检出率比较的研究，但 ICIs 相关心肌炎的主要临床表现为左心室受累出现的症状更为多见，因此左心室 EMB 在 ICIs 相关心肌炎中诊断价值可能更高。另外，经动脉途径左心室 EMB，在进行 EMB 的同时进行冠状动脉造影非常方便，以排除重要的冠状动脉疾病。冠状动脉造影在诊断心肌炎方面并没有作用，其作用主要是明确冠状动脉疾病作为临床表现、心肌损伤标志物升高或影像学异常的原因，这些情况可能同时出现在两种疾病过程中。因此，ICIs 相关心肌炎行左心室 EMB 可能更为便利和有效，但尚需临床研究来证实。

左心室 EMB 经桡动脉途径相较于经股动脉途径可以明显降低穿刺部位的并发症，而且目前 7F 的薄壁桡动脉鞘的广泛使用，使得桡动脉途径左心室 EMB 更为方便，因此桡动脉途径是左心室 EMB 的首选入路。

(二) 心内膜心肌活检的操作

1. 左心室 EMB 的操作步骤

（1）穿刺桡动脉或股动脉，植入 7F 鞘管，注入肝素 2500 U，送入 7F 的指引导管（多功能指引导管或 JR4、EBU 造影导管等）至左心室腔，抽吸并冲洗指引导管。

（2）送入活检钳，通过指引导管将其送至左心室心尖或左心室外侧壁；透视检查活检钳位置，也可用超声心动图定位活检钳。

（3）回撤活检钳 1.0 cm，张开钳口，重新将活检钳送至左心室心尖，快速闭合钳口，平稳回拽活检钳使其脱离左室壁。

（4）经指引导管回撤活检钳，取出活检标本放入适当的固定液中。在完全撤离鞘管前，即使没有取到标本，也不能张开钳口。

（5）两次活检操作间期必须用肝素盐水冲洗导管。操作结束后，撤出鞘管，局部止血并观察病情变化

2. 股静脉路径右心室 EMB 的操作步骤

（1）穿刺股静脉，将 7F 的指引导管（多功能指引导管或 JR4、EBU 造影导管等）经股静脉送至右心室心尖部并指向室间隔。

（2）将指引导管沿导丝送入右心室，此过程务必避免指引导管损伤右心房和右心室，导管到位后撤出导丝，抽吸并冲洗导管，透视下观察导管的位置，可注入少量造影剂以更加清晰显示导管的位置。

（3）经指引导管送入活检钳，在透视下送至距离管尖 1.0 cm 处，使指引导管和活检钳保持顺钟向旋转且不使指引导管前后移

动，轻轻将活检钳送出指引导管，接触室间隔右心室面。

（4）回撤活检钳 0.5～1.0 cm，张开钳口，前送活检钳，直到重新接触到室间隔，然后闭合钳口；轻拽活检钳使之脱离室间隔，先从右心室回撤到指引导管中，再经指引导管撤出体外。

（5）抽吸并冲洗指引导管，并保持指引导管位置不动，同时由助手自活检钳中取出标本。可将指引导管移至室间隔不同部位钳取多个标本。

3. 颈内静脉路径右心室 EMB

（1）穿刺右侧颈内静脉，置入与活检钳相配套的鞘管。

（2）在 X 线监视下将活检钳经鞘管送入上腔静脉、右心房达右心室。按逆时针方向旋转活检钳手柄，使其指向后方，此时钳尖指向室间隔。保持钳尖指向室间隔的位置，向前送活检钳至右室心尖部。钳尖与室间隔接触时术者可感觉到心脏搏动，出现室性早搏提示活检钳位于右心室内，而不在冠状窦。前后位 X 线透视可见钳头端位于脊柱左缘 4～7 cm 左横膈处，左前斜位可见钳头端指向胸骨柄。必要时可用超声心动图证实。

（3）当活检钳头端位置适当后，可开始钳取标本。回撤活检钳 1.0 cm 左右，张开钳口；再前送活检钳，不作任何旋转，抵住室间隔；将活检钳轻轻压在室间隔上，合上钳柄，使钳尖咬切口闭合，钳取心肌组织。

（4）轻拽活检钳使其脱离心室内壁，如轻拽 2～3 次仍不能使之脱离，则可能是钳咬的组织块过大，应开放钳柄，松开钳口，然后重新操作。一旦活检钳脱离心室内壁，应使标本保存在闭合的钳口内，顺时针方向旋转活检钳将其撤回至右心房，然后撤出鞘管。

（5）张开钳口，取出标本，不要挤压，立即放入适当的固定液中。用无菌肝素盐水冲洗活检钳，以清除钳口内的组织和血凝块。

(三) 心内膜心肌活检的注意事项

在 EMB 术中应连续心电图监测、血压监测以及脉搏血氧饱和度监测。整个活检过程应在 X 线透视及持续心电监护下进行。活检钳定位除 X 线透视外,还可借助二维或三维超声心动图以更精确地引导活检钳的位置,以免误损乳头肌和腱索等组织,同时可降低穿刺出现穿孔或对同一区域进行多次活检的风险。

避免活检钳进入冠状静脉窦,操作过程中活检钳似乎进入右心室但无室性早搏时,应考虑活检钳误入冠状静脉窦可能,可在左前斜 45°～60° 下验证,一旦确定进入冠状静脉窦应立即将活检钳退到右心房,调整方向重新操作。

右心室 EMB 应在室间隔或右心室心尖部,避免在右心室前壁钳夹,以免发生心肌穿孔或心脏压塞;左心室 EMB 多在左室心尖部。钳咬过程应在 1～2 个心动周期内完成,只需紧紧咬合,切勿用力牵拉,钳夹组织块不宜过大,一般为 1～3 mm。一旦钳夹应保持钳瓣处于闭合状态,撤至体外后方可再次打开,避免活检组织脱落,导致脏器的栓塞。

EMB 术后在导管室观察患者 5～10 min,注意有无胸痛、低血压、呼吸困难等心脏压塞征象,并透视检查除外气胸或胸腔积液,然后可将患者送回病房,继续严密观察。

术前对患者进行全面评估,确保患者无明确 EMB 的禁忌证。EMB 的禁忌证如表 4 - 3 所示。

表 4 - 3　心内膜心肌活检的禁忌证

绝对禁忌证	相对禁忌证
心腔内血栓	感染性心内膜炎
重度主动脉瓣或三尖瓣狭窄	急性感染
主动脉瓣或三尖瓣机械瓣置换术后	脑血管意外＜1 月
室壁瘤	不能控制的高血压
	活动性出血

绝对禁忌证	相对禁忌证
	孕期
	心室壁过薄
	凝血功能障碍
	患者不能配合

（四）心内膜心肌活检的并发症及处理

1. 心脏穿孔、心包填塞　是 EMB 的主要并发症，但发生率不高，有经验的术者其发生率＜1%。如患者出现胸痛、呼吸困难、低血压、心动过缓或过速、颈静脉怒张等表现，应怀疑心脏穿孔可能，可用超声心动图观察有无心包积液。一旦发生，须严密观察和监测病情，补充血容量，应用升压药物；如有心脏压塞征象，血流动力学不稳定，应立即行心包穿刺抽液；持续出血者需要开胸手术。

2. 栓塞　左心室 EMB 或右心室 EMB 伴有心内分流时可出现体循环血栓栓塞。注意每次操作前用肝素盐水仔细冲洗导管和活检钳，可减少血栓栓塞的危险。另外，在 EMB 操作过程中，一旦活检钳脱离心室壁，不论是否抓取到心肌组织，一定要保持钳口的闭合，直至活检钳撤出体外，避免心肌组织脱落导致栓塞。主要处理措施是对症支持治疗。

3. 心律失常　在心室内操作导管或钳夹过程中常出现室早或非持续性室性心动过速，不需特殊处理；持续性室性心动过速很少发生，一旦出现，可静注利多卡因或电复律；右心室 EMB 过程中，在右心房内操作导管会诱发房颤，通常呈自限性，如不能自行复律，可选择电复律；术前已存在左束支传导阻滞者做右心室 EMB 时，可能引起完全性心脏传导阻滞，在操作过程中需注意心率监测，出现房室传导阻滞时需置入临时起搏器。

三、 心内膜心肌活检在 ICIs 相关心肌炎中的诊断价值

ICIs 相关心肌炎的诊断需要根据患者的病史、临床症状，并结合心脏生物标志物、心电图、超声心动图、心脏 MRI 和侵入性检查，如冠脉造影和 EMB。其中心脏 MRI 是一种无创方法，在 ICIs 相关心肌炎的早期检测和炎症监测发挥着关键作用。心脏 MRI 在心肌炎诊断中的特异性和敏感性分别为 91% 和 67%。因此有人认为心脏 MRI 对于 ICIs 相关心肌炎具有足够的敏感性和特异性，不再需要 EMB。但需要注意的是，MRI 在 20%～30% 的弥漫性或低度炎症的 ICIs 相关心肌炎患者中可能完全正常。EMB 是诊断 ICIs 相关心肌炎的重要手段，同时也揭示了该疾病的机制和病理生理特征，因此，EMB 在该疾病的诊断中提供了重要补充。

根据修改后的 Lake Louise 标准，对每个疑似的心肌炎症状病例应进行系统性的心脏 MRI 检查，包括专门的组织表征技术。然而，即使经胸超声心动图和心脏 MRI 的正常结果也不应排除心肌炎的诊断，尤其是近期应用 ICIs 药物，出现临床症状或心肌损伤标志物升高、心电图变化、恶性心律失常或 LVEF 降低，且除外其他原因引起心肌损伤的患者，应考虑行 EMB。

心肌组织的评估使用 Dallas 标准，这些组织学标准需要两个主要组成部分：炎症浸润和心肌细胞坏死。炎症浸润可以是全局性的，也可以是局灶性的病变。心肌炎中炎症浸润的外观类似于移植心脏中的排斥反应。此外，免疫组化染色通常显示主要为 CD8$^+$ T 细胞，夹杂着 CD4$^+$ T 细胞和巨噬细胞。Johnson 等人在报告的两例患者中鉴定出在肿瘤、骨骼肌和心肌中存在相似的 T 细胞克隆。此外，有研究描述了 ICIs 相关心肌炎患者受损心肌组织中存在 PD-L1 上调表达和阳性染色。

四、 心内膜心肌活检的局限性

EMB 为非靶向性活检，不能准确进行样本取样是 EMB 诊断 ICIs 相关心肌炎的主要局限性，尤其是 ICIs 相关心肌炎累及心肌仅为局灶性病变的情况下，EMB 的诊断价值受到了限制。传统的 EMB 主要采样右心室中隔壁，这可能会漏掉受影响的心肌区域，采用左心室 EMB，并在手术中至少获得 4 至 6 个样本，可提高诊断的阳性率。EMB 准确性不是 100%，在临床实践中可能出现不确定的结果，并可能会影响 ICIs 相关心肌炎的诊断。

另外，对 EMB 结果的解读较为困难，需有经验的中心和心脏病理学家解读，增加了诊断的复杂性。同时心肌组织学改变的存在并不总是与临床相关，也不涉及特定的、针对性的治疗方法，这也限制了 EMB 在 ICIs 相关心肌炎中的临床应用。同时，EMB 是一种侵入性的诊断过程，即使在经验丰富的医学中心，也有近 1% 主要并发症出现。

五、 总结与展望

EMB 提供了有关心肌组织学、免疫组织化学和分子病理学的基本信息，是诊断 ICIs 相关心肌炎的金标准技术，并且以后可能用于指导患者分层和治疗选择，以期改善患者预后。目前的 EMB 的心肌活检钳系统在临床应用中还存在一些不足，通过器械的创新改进以及进一步简化 EMB 的操作流程，让 EMB 为 ICIs 相关心肌炎的诊断和治疗提供更多的帮助。

第八节　ICIs 相关心肌炎的诊断进展

当患者疑似发生 ICIs 相关心肌炎时，建议立即进行相关诊断和鉴别诊断，除详细询问症状和行体格检查外，需进一步完善相关心电图、实验室检查、影像学检查和必要时 EMB 病理学检查等。ICIs 相关心肌炎的目前诊断进展在于评估精准化，包括目前诊断手段对于临床严重程度分级和转归结局的预测作用。

心肌损伤标志物特别是 cTnI、cTnT 和 CK 的升高可用于 ICIs 相关心肌炎诊断。然而，这些生物标志物升高水平的时间变化与疾病发展和结局之间的关联尚未确定。有研究纳入 60 例 ICIs 相关心肌炎患者，对每例患者的循环生物标志物（CK、cTnI 和 cTnT）进行了系列评估。研究结果发现首次入院时和监测期间的 cTn 和 CK 水平与 MACE 的发生相关。入院 72 h 内测得的最大 cTnT 水平能够预测随访期间的 MACE。值得注意的是，在首次 MACE 发生后 3 天内，所有患者的 cTnT 均异常（23/23），而 cTnI 和 CK 水平分别在 19 例患者中的 2 例（11%）和 22 例患者中的 6 例（27%）中正常。24 例 ICIs 相关心肌炎患者在发生 MACE 时，尽管 cTnT 水平持续动态升高，但 CK 和 cTnI 大多下降或恢复正常。与 cTnT + /cTnI - 患者相比，cTnT + / cTnI + 的 ICIs 相关心肌炎患者表现更严重，入院时 cTnT 和 CK 峰值水平更高，入院时超声心动图和心电图异常更多。肌无力样特征（可能导致呼吸肌衰竭）在 cTnT + /cTnI + 患者中比 cTnT + / cTnI - 患者（39% vs 16%，P = 0.03）中更常见。cTnT 与 ICIs 相关心肌炎患者的 MACE 相关，对于 ICIs 相关心肌炎患者的诊断和监测是敏感的。与 cTnI 相比，cTnT 可能更全面地反应了 ICIs 相关心肌炎导致的总体心肌不良反应负荷。

除 cTnI、cTnT 之外，ALT、AST、CK、LDH 也能帮助进行 ICIs 相关心肌炎患者的诊断评估。有研究纳入 2 606 例患者，ICIs 治疗开始后的 28（18，40）天内，有 27 例（1.0%）发生心肌炎。确诊同时，大多数心肌炎患者伴发 ALT（88.9%）、AST（85.2%）、CK（88.9%）和 LDH（92.6%）升高。所有心肌炎患者的 hs‐TnT 均升高。与无心肌炎患者相比，心肌炎患者 ALT、AST、CK、LDH 均显著升高（均 P<0.001）。心肌炎患者中，AST 和 ALT 的平均浓度在 12 个月时仍然升高，而 CK 在 1 个月时达到峰值，然后迅速下降。无心肌炎患者的所有生物标志物的平均浓度均在正常范围内。CK 值高于正常值上限，诊断心肌炎的敏感性和特异性分别为 99% 和 23%。

心电图不仅可以作为 ICIs 相关心肌炎的支持诊断，其早期变化对于 ICIs 相关心肌炎的预后也具有一定预测价值。一项同顾性研究纳入了 125 例 ICIs 相关心肌炎患者，分析发病 30 天时心电图早期变化特征和心肌炎相关死亡率、心肌炎相关死亡和危及生命的心律失常复合终点的相关性。心肌炎发病 30 天时，心肌炎相关死亡率为 20/124（16.1%），心肌炎相关死亡和危及生命的心律失常复合终点发生率为 28/124（22.6%）。病理 Q 波、低 QRS 电压和 Sokolow-Lyon 指数与心肌炎相关死亡风险增加有关。与心脏抑制后急性排异反应相比，ICIs 相关心肌炎的危及生命的心律失常发生率 [15/125（12.0%）vs 1/50（2%）；P = 0.04] 和三度心脏传导阻滞 [19/125（15.2%）vs 0/50（0）；P = 0.004] 发生率更高。

EMB 的临床意义不仅在于明确诊断，更可通过 EMB 病理分型预测后续结局转归。一项单中心的研究共纳入了 28 例疑似 ICIs 相关心肌炎的病例，其中 18 例 EMB 提示心肌炎阳性，病理检查根据炎症浸润程度将心肌炎分为 0 级、1 级、2 级。这项研究最终共有 4 例死亡，2 例 1 级炎症浸润，2 例 2 级炎症浸润，但只有 1 例的死亡原因归因于心肌炎。2 级患者尽管 cTnT 的峰值更高，但没有心肌炎相关死亡发生。4 例 1 级炎症浸润的患者持续接受 ICIs 治疗，没有接受任何免疫调节治疗，随访时均存活，没有 MACE 发生。该研究定义了 ICIs 相关心肌炎心内膜心肌活检的分级系统，通过心肌活检病理炎症细胞浸润程度对 ICIs

相关心肌炎进行分类，并与临床结局联系起来。

　　除此之外，也有研究探索细胞因子、绝对淋巴细胞计数变化、中性粒细胞/淋巴细胞比值等在 ICIs 相关心肌炎中的诊断价值。ICIs 相关心肌炎诊断方面的进展在于精准评估、指导治疗和判断预后，这对于 ICIs 相关心肌炎诊断技术和水平的发展提出了更高目标。

（林瑾仪　曾　军　李　政　赵士海　胡鹏程　陆　浩

王　妍）

📖 参考文献

［1］中国抗癌协会整合肿瘤心脏病学分会，中华医学会心血管病学分会肿瘤心脏病学学组，中国医师协会心血管内科医师分会肿瘤心脏病学专业委员会，等．免疫检查点抑制剂相关心肌炎监测与管理中国专家共识（2020 版）［J］．中国肿瘤临床，2020，47（20）：1027-1038．

［2］中国医师协会检验医师分会心血管专家委员会．B 型利钠肽及 N 末端 B 型利钠肽前体实验室检测与临床应用中国专家共识．［J］中华医学杂志，2022，102（35）：2738-2754．

［3］ABDEL-ATY H，BOYÉ P，ZAGROSEK A，et al. Diagnostic performance of cardiovascular magnetic resonance in patients with suspected acute myocarditis：comparison of different approaches［J］. J Am Coll Cardiol，2005，45（11）：1815-1822．

［4］AL-KINDI S G，OLIVEIRA G H. Reporting of immune checkpoint inhibitor-associated myocarditis［J］. Lancet，2018，392（10145）：382-383．

［5］ALHUMAID W，YOGASUNDARAM H，SENARATNE J M. Slow bidirectional ventricular tachycardia as a manifestation of immune checkpoint inhibitor myocarditis［J］. Eur Heart J，2021，42（29）：2868．

［6］AMMIRATI E，MORONI F，SORMANI P，et al. Quantitative changes in late gadolinium enhancement at cardiac magnetic resonance in the early phase of acute myocarditis［J］. Int J Cardiol，2017，231：216-221．

［7］ ARETZ H T. Myocarditis: the Dallas criteria ［J］. Hum Pathol, 1987, 18(6):619 - 624.

［8］ ATALLAH-YUNES S A, KADADO A J, KAUFMAN G P, et al. Immune checkpoint inhibitor therapy and myocarditis: a systematic review of reported cases ［J］. J Cancer Res Clin Oncol, 2019, 145(6): 1527 - 1557.

［9］ AWADALLA M, MAHMOOD S S, GROARKE J D, et al. Global longitudinal strain and cardiac events in patients with immune checkpoint inhibitor-related myocarditis ［J］. J Am Coll Cardiol, 2019, 75(5):467 - 478.

［10］ BONACA MARC P, OLENCHOCK BENJAMIN A, SALEM J-E, et al. Myocarditis in the setting of cancer therapeutics ［J］. Circulation, 2019, 140(2):80 - 91.

［11］ BOHNEN S, RADUNSKI U K, LUND G K, et al. Performance of t1 and t2 mapping cardiovascular magnetic resonance to detect active myocarditis in patients with recent-onset heart failure ［J］. Circ Cardiovasc Imaging, 2015, 8(6):e003073.

［12］ CADOUR F, CAUTELA J, RAPACCHI S, et al. Cardiac MRI features and prognostic value in immune checkpoint inhibitor-induced myocarditis ［J］. Radiology, 2022, 303(3):512 - 521.

［13］ CAFORIO A L P, PANKUWEIT S, ARBUSTINI E, et al. Current state of knowledge on aetiology, diagnosis, management, and therapy of myocarditis: a position statement of the European Society of Cardiology Working Group on myocardial and pericardial diseases ［J］. Eur Heart J, 2013, 34(33):2636 - 2648.

［14］ CAVES P K, STINSON E B, GRAHAM A F, et al. Percutaneous transvenous endomyocardial biopsy ［J］. JAMA, 1973, 225(3):288 - 291.

［15］ CHAREONTHAITAWEE P, BEANLANDS R S, CHEN W, et al. Joint SNMMI-ASNC expert consensus document on the role of ^{18}F-FDG PET/CT in cardiac sarcoid detection and therapy monitoring ［J］. J Nucl Med, 2017, 58(8):1341 - 1353.

［16］ CHEN W, DILSIZIAN V. FDG PET/CT for the diagnosis and manage-ment of infective endocarditis: expert consensus vs evidence-based practice[J]. J Nucl Cardiol, 2019,26:313 - 315.

[17] CHEN W, DILSIZIAN V. (18)F-Fluorodeoxyglucose PET imaging of coronary atherosclerosis and plaque inflammation [J]. Curr Cardiol Rep, 2010,12(2):179 - 184.

[18] CHEN W, SAJADI MM, DILSIZIAN V, et al. Merits of FDG PET/ CT and functional molecular imaging over anatomic imaging with echocardiography and ct angiography for the diagnosis of cardiac device infections[J]. JACC Cardiovasc Imaging, 2018,11(11):1679 - 1691.

[19] CHIMENTI C, FRUSTACI A. Contribution and risks of left ventricular endomyocardial biopsy in patients with cardiomyopathies: a retrospective study over a 28-year period[J]. Circulation, 2013,128(14):1531 - 1541.

[20] ESCUDIER M, CAUTELA J, MALISSEN N, et al. Clinical features, management, and outcomes of immune checkpoint inhibitor-related cardiotoxicity[J]. Circulation, 2017,136(21):2085 - 2087.

[21] FARON A, ISAAK A, MESROPYAN N, et al. Cardiac MRI depicts immune checkpoint inhibitor-induced myocarditis: a prospective study [J]. Radiology, 2021,301(3):602 - 609.

[22] FERREIRA V M, SCHULZ-MENGER J, HOLMVANG G, et al. Cardiovascular magnetic resonance in nonischemic myocardial inflammation: expert recommendations [J]. J Am Coll Cardiol. 2018, 72(24):3158 - 3176.

[23] FRIEDRICH MG, SECHTEM U, SCHULZ-MENGER J, et al. Cardiovascular magnetic resonance in myocarditis: a JACC white paper [J]. J Am Coll Cardiol, 2009,53(17):1475 - 1487.

[24] GLASS C K, MITCHELL R N. Winning the battle, but losing the war: mechanisms and morphology of cancer-therapy-associated cardiovascular toxicity[J]. Cardiovasc Pathol, 2017,30:55 - 63.

[25] SAKAKIBARA S, KONNO S. Endomyocardial biopsy [J]. Jpn Heart J, 1962,3:537 - 543.

[26] GUO CW, ALEXANDER M, DIB Y, et al. A closer look at immune-mediated myocarditis in the era of combined checkpoint blockade and targeted therapies [J]. Eur J Cancer, 2020,124:15 - 24.

[27] HAUCK A J, KEARNEY D L, EDWARDS W D, et al. Evaluation of postmortem endomyocardial biopsy specimens from 38 patients with

lymphocytic myocarditis: implications for role of sampling error [J]. Mayo Clin Proc, 1989,64(10):1235 - 1245.

[28] HIGGINS A Y, ARBUNE A, SOUFER A, et al. Left ventricular myocardial strain and tissue characterization by cardiac magnetic resonance imaging in immune checkpoint inhibitor associated cardiotoxicity [J]. PLoS One, 2021,16(2):e0246764.

[29] HOLZMANN M, NICKO A, KÜHL U, et al. Complication rate of right ventricular endomyocardial biopsy via the femoral approach: a retrospective and prospective study analyzing 3048 diagnostic procedures over an 11-year period[J]. Circulation, 2008,118(17):1722 - 1728.

[30] JOHNSON D B, BALKO J. M, COMPTON M L, et al. Fulminant myocarditis with combination immune checkpoint blockade [J]. N Engl J Med, 2016,375(18):1749 - 1755.

[31] KIM J, FELLER E D, CHEN W, et al. FDG PET/CT imaging for LVAD associated infections [J]. JACC Cardiovasc Imaging, 2014, 7 (8):839 - 842.

[32] KIM J, FELLER ED, CHEN W, et al. FDG PET/CT for early detection and localization of left ventricular assist device infection: impact on patient management and outcome [J]. JACC Cardiovasc Imaging, 2019, 12(4):722 - 729.

[33] KINDERMANN I, BARTH C, MAHFOUD F, et al. Update on myocarditis[J]. J Am Coll Cardiol, 2012,59(9):779 - 792.

[34] LEHMANN L H, HECKMANN M B, BAILLY G, et al. Cardiomuscular biomarkers in the diagnosis and prognostication of immune checkpoint inhibitor myocarditis [J]. Circulation, 2023, 148 (6):473 - 486.

[35] LUETKENS J A, DOERNER J, THOMAS D K, et al. Acute myoc- arditis: multiparametric cardiac MR imaging[J]. Radiology, 2014, 273 (2):383 - 392.

[36] LURZ P, LUECKE C, EITEL I, et al. Comprehensive cardiac magnetic resonance imaging in patients with suspected myocarditis: the myoracer-trial [J]. J Am Coll Cardiol, 2016,67(15):1800 - 1811.

[37] LYON A R, LÓPEZ-FERNÁNDEZ T, COUCH L S, et al. 2022 ESC Guidelines on cardio-oncology developed in collaboration with the

European Hematology Association (EHA), the European Society for Therapeutic Radiology and Oncology (ESTRO) and the International Cardio-Oncology Society (IC-OS) [J]. Eur Heart J Cardiovasc Imaging, 2022, 23(10): e333 - e465.

[38] MAHMOOD S S, FRADLEY M G, COHEN J V, et al. Myocarditis in patients treated with immune checkpoint inhibitors [J]. J Am Coll Cardiol, 2018, 71(16): 1755 - 1764.

[39] MAHRHOLDT H, GOEDECKE C, WAGNER A, et al. Cardiovascular magnetic resonance assessment of human myocarditis: a comparison to histology and molecular pathology [J]. Circulation, 2004, 109 (10): 1250 - 1258.

[40] MORIWAKI K, DOHI K, OMORI T, et al. A survival case of fulminant right-side dominant eosinophilic myocarditis [J]. Int Heart J, 2017, 58 (3): 459 - 462.

[41] MOSLEHI J J, SALEM J E, SOSMAN J A, et al. Increased reporting of fatal immune checkpoint inhibitor-associated myocarditis [J]. Lancet, 2018, 391(10124): 933.

[42] NEILAN T G, COELHO O R, SHAH R V, et al. Myocardial extracellular volume by cardiac magnetic resonance imaging in patients treated with anthracycline-based chemotherapy [J]. Am J of Cardiol, 2013, 111(5): 717 - 722.

[43] NENSA F, KLOTH J, TEZGAH E, et al. Feasibility of FDG-PET in myocarditis: comparison to CMR using integrated PET/MRI [J]. J Nucl Cardiol, 2018, 25(3): 785 - 94.

[44] OZAWA K, FUNABASHI N, DAIMON M, et al. Determination of optimum periods between onset of suspected acute myocarditis and ^{18}F-fluorodeoxyglucose positron emission tomography in the diagnosis of inflammatory left ventricular myocardium [J]. Int J Cardiol, 2013, 169 (3): 196 - 200.

[45] PALASKAS N, SEGURA A, LELENWA L, et al. Immune checkpoint inhibitor myocarditis: elucidating the spectrum of disease through endomyocardial biopsy [J]. Eur J Heart Fail, 2021, 23 (10): 1725 - 1735.

[46] POWER J R, ALEXANDRA J, CHOUDHARY A, et al.

Electrocardiographic manifestations of immune checkpoint inhibitor myocarditis [J]. Circulation, 2021, 144(18):1521 - 1523.

[47] POWER J R, ALEXANDRE J, CHOUDHARY A, et al. Association of early electrical changes with cardiovascular outcomes in immune checkpoint inhibitor myocarditis [J]. Arch Cardiovasc Dis, 2022, 115 (5):315 - 330.

[48] PRADHAN R, NAUTIYAL A, SINGH S. Diagnosis of immune checkpoint inhibitor associated myocarditis: a systematic review [J]. Int J Cardiol, 2019, 296:113 - 121.

[49] SALEM J E, MANOUCHEHRI A, MOEY M, et al. Cardiovascular toxicities associated with immune checkpoint inhibitors: an observational, retrospective, pharmacovigilance study [J]. Lancet Oncol, 2018, 19(12):1579 - 1589.

[50] TANIMURA M, DOHI K, IMANAKA-YOSHIDA K, et al. Fulminant myocarditis with prolonged active lymphocytic infiltration after hemodynamic recovery[J]. Int Heart J, 2017, 58(2):294 - 297.

[51] THAVENDIRANATHAN P, ZHANG L, ZAFAR A, et al. Myocardial T1 and T2 mapping by magnetic resonance in patients with immune checkpoint inhibitor-associated myocarditis [J]. J Am Coll Cardiol, 2021, 77(12):1503 - 1516.

[52] TAWFIQ C, PHILIPP L, TIM G S, et al. Radial versus femoral approach for left ventricular endomyocardial biopsy [J]. EuroIntervention, 2019, 15(8):678 - 684.

[53] YILMAZ A, KINDERMANN I, KINDERMANN M, et al. Comparative evaluation of left and right ventricular endomyocardial biopsy: differences in complication rate and diagnostic performance[J]. Circulation, 2010, 122 (9):900 - 909.

[54] ZAMORANO J L, LANCELLOTTI P, MUNOZ D R, et al. 2016 ESC position paper on cancer treatments and cardiovascular toxicity developed under the auspices of the ESC committee for practice guidelines: the task force for cancer treatments and cardiovascular toxicity of the European Society of Cardiology (ESC) [J]. Eur J Heart Fail, 2017, 19(1):9 - 42.

[55] ZHANG L, AWADALLA M, MAHMOOD S S, et al. Cardiovascular

magnetic resonance in immune checkpoint inhibitor-associated myocarditis ［J］. Eur Heart J, 2020,41(18):1733－43.

［56］ ZLOTOFF D A, HASSAN M Z O, ZAFAR A, et al. Electrocardiographic features of immune checkpoint inhibitor associated myocarditis ［J］. J Immunother Cancer, 2021,9(3):e002007.

第五章

ICIs 相关心肌炎的治疗

第一节 ICIs 相关心肌炎的临床分型与治疗原则

目前临床比较主流的分型一般根据患者日常活动是否会引起临床症状以及心肌损伤标志物和/或心电图、超声心动图、心脏MRI 等辅助检查结果是否异常将 ICIs 相关心肌炎由轻至重依次分为亚临床心肌损伤、轻症型 ICIs 相关心肌炎、重症型 ICIs 相关心肌炎和危重型 ICIs 相关心肌炎 4 个等级。

另外也可根据糖皮质激素治疗后的变化情况，将 ICIs 相关心肌炎患者分为激素抵抗型和激素敏感型 2 种类型。

一、 根据临床症状和辅助检查结果分型

一项关于 ICIs 相关心肌炎诊断的系统性综述汇总了 2011—2018 年发表的 46 例病例报告、4 个病例系列和一项观察性研究数据，结果显示大多数 ICIs 相关心肌炎患者的心肌损伤标志物升高：在收集了心肌损伤标志物数据的患者中，约 98％的患者 cTnT 和/或 cTnI 升高，约 87％的患者 NP 升高，100％患者的 CK 升高；且 cTnT、cTnI 和 CK 水平与病情严重程度正相关。

根据临床症状以及心肌损伤标志物和/或心电图、超声心动图、心脏 MRI 等辅助检查结果是否异常分成 4 种类型：亚临床

心肌损伤、轻症型心肌炎、重症型心肌炎和危重型心肌炎。

亚临床心肌损伤，表现为患者日常活动不会引起临床症状，仅表现为 cTn 轻度升高，但无其他心肌损伤标志物升高，且其他辅助检查均无异常。

轻症型 ICIs 相关心肌炎，患者日常活动可引起诸如乏力、气短等非特异性的轻微症状；或有心肌损伤标志物（cTn、CK、CK - MB、AST）和 NP 轻度升高；或心电图轻度异常，包括新发窦速、房性心律失常、非特异性 ST‑T 改变；但不伴有超声心动图或心脏 MRI 心肌结构和功能异常。

重症型 ICIs 相关心肌炎，患者日常活动即可引起乏力、心悸、胸痛、肌肉酸痛等明显症状，但不伴有血流动力学改变；或心肌损伤标志物（cTn、CK、CK - MB、AST）和 NP 明显升高；或心电图新出现 I～II 度房室传导阻滞、束支传导阻滞、室内传导阻滞、频发室性早搏、QT 间期延长等各种特异性改变，或出现广泛 ST 段抬高及 T 波改变、R 波振幅降低甚至异常 Q 波，但需鉴别诊断排除急性心肌梗死；或伴有超声心动图或心脏 MRI 心肌结构和功能异常，如节段性室壁运动异常、LVEF＜50%；或心功能分级为 II～III 级。

危重型 ICIs 相关心肌炎，患者低于日常活动量甚至静息状态即会出现无法耐受的症状，如呼吸功能障碍、心力衰竭和心源性休克等，患者血流动力学不稳定，危及生命；或心肌损伤标志物（cTn、CK、CK - MB、AST）和 NP 显著升高；或超声心动图或心脏 MRI 可见明显心脏结构异常，伴随明显的收缩和舒张功能受限；或心电图新出现严重心律失常，包括多个导联 QRS 波增宽、室性心动过速、心室颤动、III 度房室传导阻滞，需安装临时起搏器；或心功能分级为 IV 级；或多器官功能衰竭等。

二、 根据糖皮质激素治疗后变化情况分型

一项纳入 24 例 ICIs 相关心肌炎患者的回顾性研究，基于激素减量期间 cTnT 变化的情况将 ICIs 相关心肌炎患者分为激素敏感型和激素抵抗型。其中，激素敏感型患者糖皮质激素规范减量期间，cTnT 稳定或下降；激素抵抗型患者糖皮质激素规范减量期间，cTnT 持续升高。

无独有偶，2022 年 ESC 年会颁布的《2022 ESC 肿瘤心脏病学指南》也对激素抵抗型 ICIs 相关心肌炎进行了定义，即接受至少 3 天糖皮质激素和其他心脏相关治疗后，发生下列任一情况：①cTn 无显著降低（降低幅度小于峰值的 50%）；②房室传导阻滞、室性心律失常或左心室功能不全仍持续存在。对于激素抵抗型 ICIs 相关心肌炎的治疗，应考虑强化免疫抑制方案或二线免疫抑制方案。

三、 ICIs 相关心肌炎的治疗原则

若患者发生 ICIs 相关心肌炎，首先暂缓 ICIs 治疗，建议请心血管科医师会诊，必要时组建多学科团队会诊，同时完善各项辅助检查，包括心肌损伤标志物（主要包括 cTn、Mb、CK‑MB 和 CK）、NP、AST、D‑二聚体、炎性标志物（红细胞沉降率、C 反应蛋白、白细胞计数）、心电图和超声心动图等检查，条件允许时可行心脏 MRI 检查。全面评估 ICIs 相关心肌炎的临床分型，根据不同分型进行相应治疗。

对于确诊为 ICIs 相关心肌炎的患者，建议首选糖皮质激素治疗，并根据 ICIs 相关心肌炎的临床分型制订糖皮质激素初始治疗剂量及后续剂量调整方案。糖皮质激素治疗期间应严密监测心肌损伤标志物、心功能指标及并发症，以及时调整治疗策略。同时需监测血糖水平，并采取适当措施预防消化性溃疡、深静脉

血栓、骨质疏松、继发性感染等糖皮质激素所致药物不良反应的发生。

对于激素抵抗型 ICIs 相关心肌炎，除糖皮质激素外，加用强化免疫抑制治疗，包括化学药物如吗替麦考酚酯和他克莫司；小分子药物如托法替布；生物制剂如抗胸腺细胞球蛋白、英夫利昔单抗、托珠单抗、阿仑单抗和阿巴西普；静脉注射免疫球蛋白等。对于危重型 ICIs 相关心肌炎患者可考虑联合血浆置换和淋巴细胞清除，以及生命支持治疗等措施。

第二节 ICIs 相关心肌炎的首选治疗

ICIs 旨在通过抑制 PD-1 和 CTLA-4 信号通路阻断肿瘤细胞免疫逃逸，同时激活自身免疫系统，达到杀灭肿瘤细胞的目的。然而，ICIs 相关靶外器官的免疫损害，irAEs 逐渐被人所关注。

心脏 irAEs 的发生率不到 1%，但临床表现形式多样，且变化迅速，甚至致命，包括心肌炎、心包炎、心肌纤维化、心肌病和左心功能不全等。迄今为止，ICIs 相关心肌炎的细胞分子生物学和病理生理学的具体机制尚不完全清楚。

目前 ICIs 相关心肌炎的治疗策略包括 3 个方面：暂缓 ICIs 的治疗、及时加用抗炎及免疫抑制剂及积极处理心脏并发症。

ICIs 相关心肌炎一旦发生，均应暂缓 ICIs 治疗，完善心肌损伤标志物主要包括 cTn、Mb、CK-MB 和 CK、NP、AST、D-二聚体、白细胞计数、炎性标志物（红细胞沉降率、C 反应蛋白）、心电图和超声心动图等检查，条件允许时可行心脏 MRI 检查。全面评估 ICIs 相关心肌炎的临床分型，根据不同分型进行相应治疗。

系统性综述的结果显示，糖皮质激素治疗是 ICIs 相关心肌炎的最佳治疗选择。一项多中心登记研究，纳入了 8 个中心 35 例 ICIs 相关心肌炎患者数据进行分析，结果显示 89% 的患者接受了糖皮质激素治疗，且高剂量的激素治疗可能与较好的预后相关。另一项多中心研究纳入了 23 个中心 126 例接受糖皮质激素治疗的 ICIs 相关心肌炎患者进行研究，结果显示较高的初始剂量和较早使用糖皮质激素与 ICIs 相关心肌炎的心脏结局改善相关。

亚临床心肌损伤患者，应加强监测临床表现的进展情况，48～72 h 后首次随访 cTn。若 cTn 下降或升高不超过 50%（稳定型亚临床损伤），则持续观察随访，直至其恢复至基线水平；若 cTn 升高超过 50%（不稳定型亚临床损伤），则应给予泼尼松 0.5～1 mg/kg/d 或其他等效药物治疗，持续治疗 3～5 天后开始减量。首次减量 25%～40%，后续每周减量 5 mg，减量过程不少于 4～6 周，期间每周复查 cTn。

轻症型 ICIs 相关心肌炎患者，建议请心血管科医师会诊，同时给予甲泼尼龙 1～2 mg/kg/d 或其他等效药物治疗，治疗 48～72 h 后首次随访 cTn。对糖皮质激素治疗反应较好的激素敏感型患者，治疗 3～5 天后，予以糖皮质激素缓慢撤退和减量，每 3～5 天减量 25%～40%，减至 40 mg/d 及以下时调整为口服等效泼尼松，继而每周减量 5 mg 直至停药。

重症型 ICIs 相关心肌炎患者建议永久停用 ICIs，立即卧床休息，请心血管科医师会诊；推荐给予 500 mg 甲泼尼龙（或其他等效药物）和 0.4 g/kg/d 丙种球蛋白（有条件时）进行治疗。治疗 48～72 h 后首次随访 cTn，如 cTn 较基线下降，症状好转，可逐渐减量。对糖皮质激素治疗反应较好的激素敏感型患者，治疗 3～5 天后，予以激素缓慢撤退和减量，每 3～5 天激素用量减半，减量至 2 mg/kg/d 后则每 3～5 天减量 25%～40%，减至 40 mg/d 及以下时调整为口服等效泼尼松龙，继而每周减量 5 mg 直至停药，每次减量前均需监测 cTn。

对于轻症型和重症型患者，若初始糖皮质激素治疗后 cTn 无下降和/或症状无缓解，或者在糖皮质激素规范减量过程中 cTn 持续上升或症状加重，评估为激素抵抗型心肌炎时，建议尽快加用强化免疫抑制治疗，后续考虑降低糖皮质激素减药幅度和延长减药时间间隔。若患者接受强化免疫抑制治疗后，症状仍无缓解，cTn 持续上升，则提示预后不佳。对于重症型患者，若存在大剂量糖皮质激素冲击治疗禁忌（如消化性溃疡、上消化道出血、重症感染或糖尿病血糖控制不佳等），可尝试甲泼尼龙 1～2 mg/kg/d 和 0.4 g/kg/d 丙种球蛋白（有条件时）及直接进行强化免疫抑制治疗。

危重型 ICIs 相关心肌炎患者建议永久停用 ICIs，卧床休息，多学科团队会诊（心血管科、危重症医学科等），给予 ICU 级别监护；建议立即给予甲泼尼龙 500～1 000 mg/d 冲击治疗联合丙种球蛋白 0.4 g/kg/d 治疗，以及直接联合强化免疫抑制治疗；高度和Ⅲ度房室传导阻滞建议安装临时起搏器；危重症患者应及时给予联合血浆置换和/或生命支持治疗（循环支持、呼吸支持和肾脏替代）；治疗期间需每天监测 cTn。对激素治疗反应较好的激素敏感型患者，治疗 3～5 天后，予以糖皮质激素缓慢撤退和减量，每 3～5 天糖皮质激素用量减半，减量至 2 mg/kg/d 后则每 3～5 天减 25%～40%，减至 40 mg/d 及以下时调整为口服等效泼尼松龙，继而每周减量 5 mg 直至停药，每次减量前均需监测 cTn。若在上述联合治疗后症状不缓解、cTn 无变化或升高，或是在糖皮质激素减量过程中症状加重、cTn 持续升高，均提示预后不佳。

糖皮质激素治疗期间除监测心肌损伤标志物和心功能指标外，还需严密监测预防高血糖、高血压、低钙血症、深静脉栓塞、骨质疏松以及由细菌、真菌、病毒和肺孢子虫导致的继发感染等并发症。有研究表明在接受治疗的肿瘤患者中，可溶性生长刺激表达基因 2 蛋白（soluble growth stimulating expression gene 2，sST2）与多种心肌损伤标志物相关，可能具有预后预测价值，可考虑在治疗中进行监测。

一项纳入 126 例 ICIs 相关心肌炎患者的多中心回顾性登记研究结果显示，与 24～72 h 和 72 h 以后启用糖皮质激素治疗相比，24 h 内启用糖皮质激素治疗能够更好的降低 cTn 峰值（32.4% vs 66.7% vs 41.4%，$P = 0.026$），相比中剂量（60～500 mg/d）、低剂量（＜60 mg/d）糖皮质激素，接受高剂量（501～1 000 mg/d）糖皮质激素治疗的 ICIs 相关心肌炎患者的心血管事件发生率更低（高剂量 vs 中剂量 vs 低剂量 = 22.0% vs 54.6% vs 61.9%，$P＜0.001$）；因此，建议 ICIs 相关心肌炎患者应尽早启用糖皮质激素治疗，并酌情考虑使用高剂量治疗。高剂量糖皮质激素治疗 24～48 h 内患者病情无改善时，建议调整免疫抑制治疗方案。

第三节　ICIs 相关心肌炎的其他治疗方式

除糖皮质激素外，ICIs 相关心肌炎的治疗选择还包括：①化学药物（吗替麦考酚酯和他克莫司）、小分子靶向药物（托法替布）、生物制剂（英夫利昔单抗、托珠单抗、阿仑单抗、抗胸腺细胞球蛋白和阿巴西普）和免疫球蛋白等药物治疗方案；②生命支持治疗以及有条件时可行血浆置换和淋巴细胞清除等非药物治疗方案。

已有研究报道对于糖皮质激素治疗失败后有如下表现的患者可进行强化免疫抑制治疗：①心力衰竭综合征出现、持续和恶化，或 LVEF 降低的患者；②室性心律失常或严重心电传导异常出现、持续或加重的患者；③糖皮质激素治疗 3 天以上，cTn

没有降低或 cTn 升高的患者；④存在严重的非心脏相关的 irAEs
或者由于没有其他适合治疗方案导致临床医生启用强化免疫抑制
治疗的患者。但尚无证据表明糖皮质激素治疗失败后哪种方案最
佳，因此需根据临床实际情况和用药经验来选择合适的治疗
方案。

一、化学药物治疗

（一）吗替麦考酚酯

吗替麦考酚酯（mycophenolate mofetil，MMF）是麦考酚酸
（mycophenolic acid，MPA）的 2 - 乙基酯类衍生物。MPA 通过
非竞争性抑制嘌呤合成途径中次黄嘌呤核苷酸脱氢酶的活性，抑
制 T、B 淋巴细胞的增殖反应，发挥免疫抑制作用。MMF 主要
用于器官移植、免疫性肾病、消化系统免疫性疾病以及重症肌无
力和银屑病等。

1. 用法用量　吗替麦考酚酯建议与糖皮质激素联合应用，
$0.5\sim1.0\,g$/次，每 12 h 1 次，适用于 ICIs 相关心肌炎病情稳定
且对糖皮质激素无反应的患者。一项报告了 6 例 ICIs 相关心肌
炎的病例系列中，其中 2 例患者治疗方案中加用了吗替麦考酚
酯：一例患者的治疗方案为甲泼尼龙（1 000 mg/d）静脉注射 3
天，然后减量至 1 mg/kg 给药 7 天，继而改用口服泼尼松治疗，
3 周后加用吗替麦考酚酯 1 500 mg 每天两次口服，治疗 6 周后患
者的 CK 和高敏 cTnT（hs - TnT）恢复正常；另一例患者在甲
泼尼龙（2 mg/kg）静脉注射 4 天后，由于心肌酶未下降，调整
为 1 000 mg/d 静脉注射，3 天后加用吗替麦考酚酯 1 000 mg 每天
两次口服，治疗 1 个月后，患者 LVEF 从 35％提高到 50％。另
一项病例报告报道了一例发生 ICIs 相关心肌炎的子宫内膜癌患
者，在大剂量甲泼尼龙（1 000 mg/d）治疗 3 天后，调整为
1.5 mg/kg 泼尼松联合吗替麦考酚酯 1 000 mg 每天两次口服，2

个月后患者 LVEF 由 35% 提高至 59%。

2. 禁忌症　对吗替麦考酚酯、麦考酚酸或药品的任何成分过敏的患者；妊娠期妇女；哺乳期妇女。

3. 慎用　活动性消化系统疾病患者；严重慢性肾功能不全（肾小球滤过率 <25 ml/min/1.73 m^2）患者。

4. 药物相互作用　吗替麦考酚酯经 CYP3A4/5 代谢，很可能也经 CYP2C8 代谢。抗酸剂、矿物质补充剂、司维拉姆可使麦考酚酯的吸收减少 17%～37%。以上药物与口服麦考酚酯至少间隔 2 h，可最大程度减轻这种相互作用。胆汁酸螯合剂与胃肠道中的麦考酚酯代谢物结合，可使麦考酚酸水平降低 40%，使用麦考酚酯的患者应避免使用胆汁酸螯合剂。质子泵抑制剂可使吗替麦考酚酯的吸收至少减少 25%。利福平连用几日后可显著降低血清麦考酚酸浓度，降幅可达到 50%。阿昔洛韦、伐昔洛韦和丙磺舒可升高血清麦考酚酸浓度。

5. 安全性监护

（1）胃肠道反应：持续性腹泻为吗替麦考酚酯最常见的胃肠道反应。其他还有恶心、呕吐、腹痛、消化不良等。一项回顾性病例系列研究纳入了实体器官移植后因这类症状行诊断性结肠活检的患者，评估了组织病理学改变。在 32 例使用吗替麦考酚酯（500～1 000 mg，一日 2 次）出现胃肠道症状的患者中，69% 查出异常，包括提示炎症性肠病（28%）、移植物抗宿主病（19%）、缺血（3%）或自限性结肠炎（16%）。在每日总剂量不变的前提下，分多次给药可以改善部分患者的症状。其余患者则需要降低每日总剂量。部分患者也可使用麦考酚钠肠溶片（EC‐MPS）。吗替麦考酚酯剂量为 1 g、12 h 1 次，相当于 EC‐MPS 720 mg、12 h 1 次。

（2）骨髓抑制：血细胞减少是可能出现的严重事件，需要定期监测。治疗 1～2 周后需检测 CBC，如果未发现血细胞减少，

则每 6～8 周复查。如果出现中性粒细胞减少症（ANC＜1.3×
10^9/L），应中断给药，或降低剂量并密切观察。

（3）感染：免疫系统的过度抑制可增加对感染的易感性，包
括机会感染，致死感染和败血症。这种感染包括潜伏病毒的再激
活，如乙肝或丙肝病毒的再激活，或多瘤病毒引起的感染。

（4）肿瘤：吗替麦考酚酯的药品说明书明确警告其免疫抑制
作用可能导致淋巴瘤和其他肿瘤。

（二）他克莫司

他克莫司与胞浆蛋白（FKBP12）结合，FKBP12‐他克莫司
复合物可特异性和竞争性地与钙调神经磷酸酶结合并抑制钙调神
经磷酸酶，导致 T 细胞内钙依赖性信号传导通路抑制，从而阻
止一系列淋巴因子的基因转录。他克莫司抑制 T 细胞的活化和 T
辅助细胞依赖型 B 细胞的增长并抑制淋巴因子的形成（如 IL‐
2，IL‐3 及 γ‐干扰素）和 IL‐2 受体的表达。

1. **用法用量**　他克莫司建议与糖皮质激素联合应用，适用
于 ICIs 相关心肌炎病情稳定且对糖皮质激素无反应的患者。他
克莫司的剂量是基于体重和适应症及目标血清谷浓度个体化调
整，治疗范围从 5～18 ng/ml。当治疗 irAEs 时，可先从低剂量
0.06 mg/kg，每 12 h 一次开始，根据他克莫司谷浓度、控制
irAEs 的相关疗效和药物毒性反应，需要时再增加剂量。血药浓
度监测应至少每周检查两次，直到谷浓度稳定达到预期范围，之
后可每两周或每月监测。

2. **禁忌症**　对他克莫司或其他大环内酯类药物过敏者禁用。

3. **慎用**　有 QT 间期延长风险（如有 QT 间期延长个人或
家族史、充血性心力衰竭、心律失常、电解质异常）的患者；疑
似或确诊为先天性长 QT 综合征、活动性 QT 间期延长的患者。

4. **药物相互作用**：他克莫司是 CYP3A4/5 酶系的底物，因此，
由这些酶代谢的药物或者会影响这些酶代谢活性的药物都有可能

会与钙调磷酸酶抑制剂发生药物相互作用。

5. 安全性监护

（1）肾毒性：肾功能不全不影响血药浓度，但他克莫司可引起肾毒性，主要表现为血浆肌酐急性升高，多可在降低剂量后逆转；偶尔可表现为进展性慢性肾病，通常不可逆。

（2）神经毒性：他克莫司可能引起一系列神经毒性。如震颤、感觉异常、头痛、精神状态改变、谵妄、癫痫发作和昏迷。

（3）高血压：钙调磷酸酶抑制剂可能是通过刺激肾钠氯协同转运蛋白，引起肾血管收缩和钠潴留，最终导致高血压。通常需要减少他克莫司剂量或使用降压药来降低血压。

（4）代谢异常：如高血糖、高脂血症、高尿酸血症和痛风、高钾血症、低镁血症等。在治疗期间定期监测血糖、血脂、尿酸、电解质水平。

（5）感染：由于免疫抑制，有机会性感染的风险，易感者应考虑抗细菌、真菌和病毒预防。

（6）QT 间期延长：他克莫司可能会延长 QT/QTc 间期，并可能导致尖端扭转型室速。当他克莫司与其他可能延长 QT 间期的药物或 CYP3A4 抑制剂联用时，需要密切监测他克莫司血药浓度，及时调整给药剂量。

（三）托法替布

托法替布是一种口服小分子 Janus 激酶（JAK）抑制剂。JAK 为胞内酶，可传导细胞膜上的细胞因子或生长因子-受体相互作用所产生的信号，从而影响细胞造血过程和细胞免疫功能。在该信号转导通路内，JAK 磷酸化并激活信号转导因子和转录激活因子（STAT），从而调节包括基因表达在内的细胞内活动。托法替布通过抑制 JAK 信号通路，进而直接或间接抑制包括 IL-2、IL-7、IL-6、IL-9、IL-15、IL-21、TNF-α、IL-17 等多个细胞因子的产生及其促炎作用，从而降低多种慢性炎症反应。

1. 用法用量　小分子靶向药物托法替布 5 mg/次，每天 2 次，可考虑用于激素抵抗型 ICIs 相关心肌炎的治疗。

2. 禁忌症　尚不明确。

3. 慎用　有慢性肺病史、间质性肺疾病患者（以上患者更易出现感染）；有胃肠道穿孔的患者（如有憩室炎或正在使用非甾体类抗炎药的患者）；糖尿病患者（此类患者更易出现感染）。

4. 药物相互作用　托法替布的代谢主要由 CYP3A4 介导。与强效 CYP3A4 抑制剂合用可增加托法替布的暴露量，剂量应调整为 5 mg，每天 1 次。与中效 CYP3A4 抑制剂或强效 CYP2C19 抑制剂合用可增加托法替布的暴露量，剂量应调整为 5 mg，每天 1 次。与强效 CY3A4 诱导剂合用，可减少他克莫司的暴露量，进而可能导致临床应答的减弱或丧失，故不推荐合用。与强效免疫抑制剂合用可增加发生免疫抑制的风险，不推荐合用。

5. 安全性监护

（1）胃肠道穿孔：胃肠道穿孔风险可能增加的患者（例如，具有憩室炎病史或正在接受 NSAID 的患者）应该慎用托法替布。

（2）血栓形成：在接受托法替布和其他 JAK 抑制剂（用于治疗炎症状态）治疗的患者中，发生了血栓形成（包括肺栓塞、深静脉血栓形成和动脉血栓形成）的报道，应避免在有风险的患者中使用托法替布。

（3）感染：最常见的感染是上呼吸道感染、鼻咽炎和尿路感染，最常见的严重感染包括肺炎、蜂窝织炎、带状疱疹。请勿在淋巴细胞绝对计数＜500 细胞/mm³、中性粒细胞绝对计数＜1 000 细胞/mm³ 或血红蛋白水平＜90 g/L 的患者中开始托法替布用药。

（4）肿瘤：在托法替布的临床研究中观察到了恶性肿瘤的

发生。

二、 生物制剂治疗

（一）英夫利昔单抗

英夫利昔单抗是一种嵌合 IgG1 的单克隆抗体，可阻断肿瘤坏死因子-α（TNF-α），主要用于克罗恩病、类风湿关节炎等自身免疫疾病和肺、肾、肝、心脏移植患者的排异反应的治疗。目前已被用作其他 irAEs 的辅助疗法，适用于 ICIs 相关心肌炎病情不稳定且对糖皮质激素无反应的患者。但有文献报道认为其可能诱发心力衰竭，指南和共识建议中、重度心力衰竭患者禁用。

1. 用法用量　首次剂量 5 mg/kg 静脉推注，可在 2～6 周后第二次用药。合并免疫性肝炎的患者禁用英夫利昔单抗治疗。由于英夫利昔单抗可能会诱发心力衰竭，并可能增加患者心血管死亡风险，因此，合并中、重度心力衰竭，即心功能Ⅲ～Ⅳ级且 LVEF≤35％的患者用量不宜超过 5 mg/kg。

2. 禁忌症　对英夫利昔单抗、其它鼠源蛋白或本品中任何成份过敏的患者；患有结核病或其它活动性感染（包括脓毒症、脓肿、机会性感染等）的患者；患有中、重度心力衰竭（纽约心脏学会心功能分级Ⅲ/Ⅳ级）的患者。

3. 慎用　中至重度慢性阻塞性肺疾病患者和重度吸烟史的患者应慎用。

4. 药物相互作用　不推荐英夫利昔单抗与阿巴西普、托珠单抗等其他具有相同适应症的生物制剂合用，可能会增加严重感染的发生风险。英夫利昔单抗与治疗指数较窄的 CYP 底物如华法林、环孢素、茶碱等合用，可能会影响上述药物的代谢，推荐监测上述药物的疗效（如华法林）或血药浓度（如环孢素、茶碱），并根据需要调整剂量。

5. 安全性监护

（1）输注反应：约 90% 的英夫利昔单抗输注反应为急性，即在开始用药后 24 h 内发生，一般在开始输注后 10 min 到 4 h 之间发生。暂时停止输注并给予补液、苯海拉明及对乙酰氨基酚治疗对输注反应有效。

（2）中性粒细胞减少：外周血中性粒细胞数量减少在使用 TNF-α 抑制剂治疗的患者中较为常见。

（3）感染：应用 TNF-α 抑制剂与严重感染的风险增加有关，包括细菌感染（尤其是肺炎）、带状疱疹、结核及机会性感染。TNF-α 抑制剂可使潜伏性结核感染再激活的风险增加。

（4）肝毒性：在接受英夫利昔单抗治疗的患者的上市后数据中曾报道严重肝脏反应，包括急性肝功能衰竭、黄疸、肝炎和胆汁淤积。

（5）心力衰竭：在有中度或重度心力衰竭患者中禁忌使用剂量 >5 mg/kg 的英夫利昔单抗。如果决定对中度或重度心力衰竭患者给予英夫利昔单抗（≤5 mg/kg）或对轻度心力衰竭患者给予英夫利昔单抗（任何批准剂量），治疗期间应密切监测。

（6）皮肤反应：用英夫利昔单抗治疗可能导致自身抗体的形成和狼疮样综合征的发展。

（7）诱导自身免疫：所有 TNF-α 抑制剂都可诱发自身抗体形成，如抗核抗体（ANA）、抗双链 DNA 抗体（抗 dsDNA）和抗磷脂抗体。使用抗 TNF 抗体药物治疗的患者还可能出现其他自身免疫性疾病。

（二）托珠单抗

托珠单抗是一种重组人源化抗 IL-6 受体单克隆抗体，特异性结合可溶性及膜结合的 IL-6 受体，并抑制 IL-6 受体介导的信号转导。

1. 用法用量　适用于糖皮质激素难治性的高级别 ICIs 相关

心肌炎。文献剂量：8 mg/kg，静脉注射，单次或每周 2 次。

2. **禁忌症**　对本药有超敏反应者；感染（包括局部感染）活动期患者。

3. **慎用**　有反复感染病史者；有肠溃疡或憩室炎病史者；活动性肝病或肝功能损害者；ALT 或 AST>1.5 倍 ULN 的患者；白细胞计数低于 $2×10^9/L$ 的患者；血小板计数低于 $100×10^9/L$；有脱髓鞘类病史者；老年人。

4. **药物相互作用**

（1）本药与生物类 DMARDs（如 TNF 拮抗药、IL‐1 受体（IL‐1R）拮抗药、抗 CD20 单克隆抗体、选择性共刺激调节药）合用可能增加发生免疫抑制和感染的风险，应避免合用。

（2）本药与细胞色素 P450（CYP）底物合用可降低 CYP 底物的暴露量；且对治疗窗窄的 CYP 底物，可能存在有临床意义的影响。开始使用或停用本药时，应监测治疗窗窄的 CYP 底物的疗效（如华法林）或浓度（如环孢素或茶碱），并根据需要对剂量进行个体化调整。

5. **安全性监护**

（1）**严重感染**：接受托珠单抗的患者出现了由细菌、分枝杆菌、侵入性真菌、病毒或其他机会病原体导致的严重感染。最常见的严重感染包括肺炎、尿路感染、蜂窝织炎、带状疱疹、肠胃炎、憩室炎、败血症和细菌性关节炎。

（2）**肝毒性**：在静脉内或皮下注射托珠单抗的患者中已观察到严重的肝损伤病例。大多数病例的转氨酶水平明显升高（>ULN 的 5 倍），但有些病例的肝功能障碍的体征或症状仅表现为转氨酶轻度升高。

（3）**胃肠道穿孔**：临床试验中已报道了胃肠道穿孔的事件，主要是接受托珠单抗治疗的患者憩室炎并发症。

（4）**骨髓抑制**：托珠单抗治疗可减少中性粒细胞计数、血小板计数。不建议中性粒细胞计数<$0.5×10^9$/L 或血小板计数<$50×10^9$/L 的患者使用托珠单抗。应在开始治疗后 4～8 周以及此后每 3 个月监测中性粒细胞计数、血小板计数。

（5）过敏反应：静脉输注托珠单抗曾引起严重的过敏反应。

（三）阿仑单抗

阿仑单抗是一种重组单克隆抗体，可引起抗体依赖性细胞溶解、补体介导的溶解，通过与 B 和 T 淋巴细胞、单核细胞、巨噬细胞和自然杀伤细胞等表面的 CD52 结合，消耗循环 T 和 B 淋巴细胞。

1. 用法用量　适用于病情不稳定，糖皮质激素难治性患者，快速消除 ICIs 相关的心脏免疫毒性反应。单次剂量 30 mg，以 30 min 静脉输注方式给药。

2. 禁忌症　已知对阿仑单抗或任何辅料过敏的患者；感染人类免疫缺陷病毒（human immunodeficiency virus，HIV）的患者，因为阿仑单抗会导致 $CD4^+$ 淋巴细胞计数持续减少；存在感染的患者。

3. 慎用　乙型肝炎病毒（hepatitis B virus，HBV）或丙型肝炎病毒（hepatitis C virus，HCV）携带者（可增加病毒再激活的风险）；恶性肿瘤患者。

4. 药物相互作用　本药可抑制免疫力，与活病毒疫苗合用可增加感染的风险，近期使用过本药的患者不得接种活病毒疫苗。

5. 安全性监护

（1）自身免疫：使用阿仑单抗治疗可导致自身抗体的形成，并增加严重的自身免疫介导的疾病的风险，如自身免疫性溶血性贫血、免疫性血小板减少或抗肾小球基底膜疾病。

（2）输液反应：阿仑单抗会引起细胞因子释放综合征，导致输液反应，其中一些可能是严重的和威胁生命的。在每个疗程的前3天，阿仑单抗输注前立即用糖皮质激素对患者进行预处理。可考虑在阿仑单抗用药前用抗组胺药和/或非甾体抗炎药进行预处理。

（3）脑卒中和颈动脉夹层：有文献报告了在阿仑单抗用药后3天内出现严重的和危及生命的脑卒中或颈动脉夹层的病例，大多数病例发生在1天内。

（4）恶性肿瘤：本药可能增加发生恶性肿瘤（包括甲状腺癌、黑色素瘤、淋巴增生性疾病）的风险。

（5）感染：本药可引起严重甚至致命的细菌、病毒、真菌和原生动物感染，用药前应预防性给予抗耶氏肺孢子虫肺炎和疱疹病毒感染的药物。

（四）抗胸腺细胞球蛋白

抗胸腺细胞球蛋白（antithymocyte globulin，ATG）是一种多克隆抗体，通过补体依赖性细胞裂解诱导 T 细胞耗竭，使心肌组织中淋巴细胞浸润和 T 细胞活化迅速减少。

1. 用法用量　适用于 ICIs 相关病情不稳定且对糖皮质激素无反应的严重心肌炎患者的附加治疗方案。抗胸腺细胞球蛋白的理想剂量及疗程并不确定。文献剂量：初始静脉给药 1.5 mg/kg，随后 0.5～1.5 mg/kg，根据 CD30 绝对计数调整，共6剂。或第1天 500 mg，第2～4 天以 250 mg 的增量滴定进行剂量调整，以维持 CD2/3 在 50～100/μL 水平。

有病例报告报道了1例纳武利尤单抗治疗后发生暴发性 ICIs 相关心肌炎的胶质母细胞瘤患者，在激素和英夫利昔单抗治疗失败后，采用马抗胸腺细胞球蛋白（第1天 500 mg，第2～4天以 250 mg 的增量滴定进行剂量调整，以维持 CD2/3 在 50～100/μL 水平）联合口服泼尼松 100 mg/d 治疗，获得了病理和临床改善，进而接受放射治疗且6个月后 MRI 显示肿瘤无进展。然而，抗胸腺细胞球蛋白的剂量和疗程尚未明确，治疗时应遵循个体化原则，尽量监测 T 淋巴细胞亚群计数，同时加强不良反应监测并预防机会性感染。

2. 禁忌症　患有可增强本品免疫抑制作用的急性或慢性感染者禁用。

3. 慎用　免疫系统抑制患者。

4. 药物相互作用　与环孢素、他克莫司、吗替麦考酚酯慎重联合用药，以防因过度免疫抑制导致淋巴细胞增生。减毒活疫苗：疫苗引起的全身性感染可能是致命性的。本药可抑制免疫力，与减毒活疫苗合用可增加感染的风险，特别是对于由于基础疾病（如再生障碍性贫血）免疫功能低下的患者，这种风险可能增加。

5. 安全性监护

（1）输注反应：可发生注射部位疼痛、肿胀、红斑；建议进行监护，必要时可调整输注速度。选择大静脉缓慢滴注，总滴注时间不短于 4 h。

（2）血液毒性：曾有使用本品后患者出现血小板减少症及白细胞减少症的相关报道。治疗过程中应监测血常规，当血小板计数 $<80\times10^9/L$ 或白细胞计数 $<2.5\times10^9/L$ 时，应考虑减量；当严重和持续的血小板降低（$<50\times10^9/L$）或白细胞减少（$<1.5\times10^9/L$），应停药。

（3）感染：曾有使用本药后患者发生危及生命的感染、脓毒血症的相关报道，其中包括联合使用本品与多种免疫抑制剂的病例。

（4）免疫介导的反应：使用抗胸腺球蛋白可出现严重的免疫介导的反应，包括速发过敏反应或者严重的细胞因子释放综合征（cytokine release syndrome，CRS）。上市后报告指出严重 CRS 与心肺功能异常有关。

（5）恶性肿瘤：发生淋巴瘤、淋巴组织增殖性疾病或其他恶性肿瘤的风险增加。

（五）阿巴西普

阿巴西普是一种 CTLA - 4 激动剂，CTLA - 4 免疫球蛋白融合蛋白，是选择性 T 细胞共刺激调节剂，通过与抗原递呈细胞上的 CD80 和 CD86 结合，阻断后者与 T 细胞上的 CD28 相互作用，从而抑制 T 细胞激活。

1. 用法用量　适用于威胁生命的糖皮质激素难治性 ICIs 相关心肌炎。文献剂量：500 mg（或 10 mg/kg），以 30 min 静脉输注方式给药，每 2 周一次，共 5 次。

但由于阿巴西普可能具有促肿瘤生长风险，建议仅在其他治疗方案无效的重症型和危重型 ICIs 相关心肌炎患者中考虑应用。

2. 禁忌症　对本药过敏者；严重和不能控制的感染（如脓毒血症、机会性感染）患者。

3. 慎用　有感染复发史者；易致感染的基础疾病患者；慢性、潜伏性或局部感染患者；慢性阻塞性肺疾病（chronic obstructive pulmonary disease，COPD）患者；老年人。

4. 药物相互作用

（1）TNF 抑制剂：合用可增加发生严重感染的风险，且合用不显著增强疗效。

（2）活疫苗：本药可能减弱某些免疫接种的效果。使用本药期间或停药后 3 个月内不应接种活疫苗。

（3）其他生物类 DMARDs（如阿那白滞素）、JAK 抑制剂：合用的安全性和有效性尚不明确，故不推荐合用。

5. 安全性监护

（1）过敏反应：阿巴西普可能会引起过敏反应如低血压、荨麻疹和呼吸困难等。有首次输注发生致命的过敏反应和危及生命的血管神经性水肿报道。

（2）感染：已有接受阿巴西普的患者发生严重感染的病例报道，包括脓毒血症和肺炎。与 TNF 阻断剂联用时可增加发生严重感染的风险。在用药前应进行结核菌素皮肤试验、筛查肝炎病毒。

（3）恶性肿瘤：在接受阿巴西普的患者中，已有患恶性肿瘤的病例的报道，其中包括皮肤癌。

（六）免疫球蛋白

免疫球蛋白是一种 IgG 抗体，可增强机体的抗感染能力和免疫调节能力。

1. 用法用量 适用于 ICIs 相关心肌炎病情不稳定且对糖皮质激素无反应的患者。静脉注射免疫球蛋白，总量 2 g/kg，前 2 天每天 20～40 g，第 3 天开始每天 10～20 g，连用 5～7 天后停用。虽然尚缺乏前瞻性临床试验的证据，但有小样本研究回顾性分析了 6 例急性暴发性心肌炎患者的临床资料，结果显示患者在接受免疫球蛋白治疗后，耐受良好，LVEF 从基线时的 $21.7 \pm 7.5\%$ 提高到出院时的 $50.3 \pm 8.6\%$（$P = 0.005$），且在中位时间为 13.2 个月（范围：2～24 个月）的随访中，无患者因充血性心力衰竭再入院，提示了静脉注射免疫球蛋白对 ICIs 相关心肌炎可能有效。

2. 禁忌症 对本药过敏或有其他严重过敏史者；有抗 IgA 抗体的选择性 IgA 缺乏者。

3. 慎用 严重酸碱代谢紊乱患者；肾病患者。

4. 药物相互作用 减毒活疫苗（如脊髓灰质炎疫苗、麻疹疫苗、风疹疫苗、腮腺炎疫苗、水痘病毒疫苗）：静滴本药 3 个月后方可接种上述疫苗。在非禁忌情况下，已接种上述疫苗的患者至少在接种后 3～4 周方可静脉滴注本药，若在接种后 3～4 周内滴注本药，则应在最后一次滴注本药的 3 个月后重新接种。

5. 安全性监护

（1）过敏反应：使用免疫球蛋白的患者可能出现全身性过敏。输注期间的全身性过敏反应极罕见，但可能危及生命，通常表现为全身性荨麻疹、瘙痒或潮红、血管性水肿（常为面部或唇部）、呼吸功能损害、恶心或呕吐、低血压等，一旦发生应立即停止输注免疫球蛋白，并肌内注射肾上腺素和给予其他治疗。

（2）疼痛或全身（流感样）症状：疼痛或全身症状可由炎症反应引起，包括可能伴发于免疫球蛋白输注的全身炎症症状，尤其是急性感染者。症状可能与免疫功能正常者感染伴发的症状相似。通过缓慢输注免疫球蛋白和/或预先使用非甾体类抗炎药和/或糖皮质激素，可减少炎症症状。

（3）血栓栓塞事件：血栓栓塞事件可能在免疫球蛋白输注时或输注后发生，所有免疫球蛋白产品的说明书都含有此风险的黑框警示。这些事件的发生率可能取决于免疫球蛋白的剂量和输注速度、潜在指征和患者相关因素可能引起血栓形成。

（4）肾损伤：所有免疫球蛋白产品的说明书都含有急性肾损伤、渗透性肾病和肾功能不全所致死亡风险的黑框警示。

（5）溶血和中性粒细胞减少：输注免疫球蛋白的血液系统并发症包括溶血和中性粒细胞减少，通常为一过性。

三、 联合治疗方案的选择

建议根据药物可及性和临床医师的用药经验选择联合治疗方案。若选择糖皮质激素联合化学药物方案，不推荐同时使用吗替麦考酚酯和他克莫司；若选择糖皮质激素联合 2 种生物制剂，则可考虑糖皮质激素联合抗胸腺细胞球蛋白（或阿巴西普）和英夫利昔单抗的治疗方案。

联合治疗方案的选择还需综合考虑 ICIs 相关心肌炎的临床分型及对糖皮质激素治疗的反应。轻症型 ICIs 和重症型 ICIs 相关心肌炎患者若糖皮质激素初始治疗后症状不缓解、cTn 无下降，或糖皮质激素减量过程中症状加重、cTn 持续上升，均推荐加用强化免疫抑制治疗。危重型 ICIs 相关心肌炎患者建议直接采用强化免疫抑制治疗方案。若条件许可，危重型 ICIs 相关心肌炎患者可考虑联合血浆置换和生命支持治疗等措施。

四、 其他治疗

血浆置换和淋巴细胞清除主要用于治疗 ICIs 所致神经系统不良反应，但临床实践中也可考虑用于 ICIs 相关心肌炎的治疗，建议有条件时可以行血浆置换和淋巴细胞清除。

生命支持治疗包括循环支持、呼吸支持和肾脏替代等三个方面，主要包括主动脉内球囊反搏、体外膜肺氧合、呼吸机辅助呼吸和临时起搏器植入等措施。

第四节　ICIs 相关心肌炎治疗的并发症预防和处理

ICIs 相关心肌炎治疗过程中，需要关注肿瘤和心血管疾病的变化，及时调整治疗策略，同时还需要预防治疗药物引起的相关并发症，做好用药安全监护。

一、 糖皮质激素

糖皮质激素可能会导致高血糖、高血压、电解质紊乱、水钠潴留、深静脉栓塞、骨质疏松以及继发细菌、真菌、病毒、肺孢子肺炎感染等。一些不良反应发生的风险通常与剂量和持续时间有关。在开始糖皮质激素治疗前，需要评估并发症的危险因素，治疗相关疾病，如糖尿病、控制不佳的高血压、心力衰竭、外周性水肿、消化性溃疡、存在的感染、骨质疏松等。治疗期间应做好安全性相关监测，并采取必要的预防措施。

1. 心血管事件　糖皮质激素可引起高血压，与剂量相关。较大剂量的糖皮质激素可促进液体潴留，尤其是有心脏或肾脏基础疾病的患者。易感人群还可发生心律失常。糖皮质激素还可能增加血栓事件风险，需注意相关监测。短时间内静脉注射大剂量甲泼尼龙（10 min 内给药量超过 0.5 g）可能引起心律失常和/或循环性虚脱和/或心脏停搏。在接受糖皮质激素冲击治疗（如甲泼尼龙 1g/d，多次输注）的患者中，也有严重心血管事件（包括猝死）的报道，虽然相关性尚不明确，但对于严重心脏病患者在接受糖皮质激素冲击治疗时需密切进行心脏、电解质等监测，尤其是应用利尿剂的患者，需及时发现和纠正电解质紊乱，如低钾血症等。

2. 胃肠道事件　糖皮质激素会增加胃炎、溃疡形成、消化道出血、胃肠道穿孔风险，与非甾体抗炎药等联用可导致胃肠道事件发生率协同性增加。

在使用糖皮质激素治疗 ICIs 相关心肌炎的过程中，若需预防消化性溃疡，建议可使用 H_2 受体拮抗剂和胃黏膜保护剂，需注意慎用质子泵抑制剂，除非患者有急性胃黏膜病变、消化性溃疡，因为质子泵抑制剂可能缩短患者的生存期。

3. 骨质疏松　长期使用糖皮质激素治疗可引起骨质疏松，很多针对糖皮质激素性骨丢失的防治策略与其他病因所致骨质疏松的防治策略相似。患者可补充维生素 D 和钙剂等。

4. 继发感染　糖皮质激素可能会掩盖一些感染的征象，并可能有新的细菌、病毒、真菌等病原体感染出现。连续使用 4 周及以上"泼尼松 20 mg 或等效剂量，每天 1 次"治疗方案的患者，建议采取预防卡氏肺孢子菌肺炎（pneumocystis carinii pneumonia，PCP）的治疗；连续使用 6～8 周及以上"泼尼松 20 mg 或等效剂量，每天 1 次"治疗方案的患者，建议实施预防真菌感染的措施。

二、 吗替麦考酚酯

吗替麦考酚酯常会引起胃肠道症状和剂量相关的骨髓抑制，

也可能增加继发感染等风险。通常在吗替麦考酚酯治疗前进行血常规、尿常规、肝功能、肾功能、乙肝和丙肝病毒感染等检测及筛查潜伏结核感染等。另外，一些药物会影响吗替麦考酚酯的吸收和代谢，在开始吗替麦考酚酯治疗前和治疗期间也需注意药物相互作用评估。

1. 胃肠道反应　持续性腹泻为吗替麦考酚酯最常见的胃肠道反应，其他还有恶心、呕吐、腹痛、消化不良等。绝大多数患者对这些症状的耐受性可逐渐改善。每天在固定时间随餐服用吗替麦考酚酯，也可提高胃肠道耐受性。严重但罕见的可有胃肠道溃疡、出血、穿孔，用药期间注意监测相关症状或体征，对于活动性消化系统疾病患者慎用。

2. 骨髓抑制　血细胞减少包括白细胞减少症、贫血、血小板减少症和全血细胞减少症是可能出现的严重事件，需要定期监测血常规。治疗第一个月内，应每周完成一次全血细胞计数检验，如果未发现血细胞减少，则在第二和第三个月内，每月完成两次检验，然后至一年时每月一次检验。若出现中性粒细胞减少症（ANC$<1.3\times10^9$/L），应中断给药或减量并密切观察。

3. 继发感染　使用吗替麦考酚酯期间是否需要预防 PCP 尚有争议，主要根据基础疾病决定。与糖皮质激素联用、有基础易感疾病或曾发生过其他机会性感染如巨细胞病毒感染等患者，应预防 PCP。

三、 他克莫司

他克莫司可有肾毒性、神经毒性，也可引起高血糖、高血压、高钾血症和胃肠道不适等，应注意监测血压、心电图、视力、血常规、血糖、电解质、肾功能、肝功能等。他克莫司不良反应与其血药浓度密切相关，使用时应加强血药浓度监测。可根据血药浓度、相关疗效和药物毒性反应等调整剂量。

1. 肾毒性　他克莫司引起急性肾毒性可表现为血肌酐增高、高钾血症和/或尿量减少，多可在降低剂量后逆转；偶有进展性慢性肾病，为不可逆。应注意加强肾功能监测，与可能引起肾功能损害的药物合用时应谨慎，出现肾毒性时应减量或停药。对于血清肌酐持续性升高的患者，应考虑改用其他免疫抑制治疗。

2. 神经毒性　他克莫司可引起广泛的神经毒性，尤其是高剂量使用。最严重的神经毒性包括可逆性后部脑病综合征、谵妄和昏迷，其他包括震颤、头痛、视觉异常等。应注意监测神经系统症状，若发生神经毒性，应考虑减量或停用。

3. QT 间期延长　他克莫司可能延长 QT 间期，并可能引起尖端扭转型室性心动过速，先天性长 QT 综合征患者应避免使用。有 QT 间期延长风险的患者如已使用某些延长 QT 间期的其他药物、充血性心力衰竭、缓慢性心律失常、电解质异常（尤其是低钾血症）等患者应慎用并严密监测。

4. 继发感染　由于免疫抑制，各种病原体感染风险增加，包括机会性感染。易感患者应考虑抗细菌、真菌和病毒感染预防。

5. 胃肠道反应　胃肠道反应包括厌食、恶心、呕吐、腹泻和腹部不适等。腹泻期间他克莫司的血药浓度可能发生显著的改变，推荐在腹泻期间严密监测他克莫司的血药浓度。曾有接受他克莫司治疗的患者出现胃肠穿孔的报告，应注意相关症状或体征监测并及时处理。

四、 抗胸腺细胞球蛋白

抗胸腺细胞球蛋白可有血液系统毒性、输液反应、感染、细胞因子释放综合征等风险，应注意监测和预防。给药时应选择大静脉缓慢滴注，总滴注时间不短于 4 h。

1. 血液系统　用药后可出现血小板减少症及白细胞减少症（包括淋巴细胞减少症、中性粒细胞减少症）。治疗过程中应尽量监测 T 淋巴细胞亚群计数，使用时需个体化。应监测血常规，当血小板计数$<80\times10^9$/L 或白细胞计数$<2.5\times10^9$/L 时，应考虑减量；当严重和持续的血小板降低（$<50\times10^9$/L）或白细胞减少（$<1.5\times10^9$/L），应停药。治疗结束后应继续观察 2 周血细胞计数。

2. 输液反应　可发生注射部位疼痛、肿胀、红斑；建议进行监护，必要时可调整输注速度。

3. 免疫系统　抗胸腺细胞球蛋白具有强烈的抗原性，可能会引起不同程度的过敏反应，在某些病例中是致命的，故使用前要询问既往过敏史，注射前需预防性应用抗组胺药物、非甾体抗炎药及糖皮质激素，使用期间以及停药两周内均应进行密切观察。发生过敏反应应立即停用本品并进行急救处理。抗胸腺细胞球蛋白也可能有严重的免疫介导反应（包括严重的细胞因子释放综合征），尤其在输液速度较快时发生风险更高，可导致严重的心血管/呼吸系统事件，甚至死亡，应加强用药监护。

4. 继发感染　曾有使用本品后患者发生危及生命的感染（如细菌、真菌、病毒、原虫）、感染再激活（尤其是巨细胞病毒）、脓毒血症的相关报道，其中包括联合使用本品与多种免疫抑制剂的病例，建议进行监测。

五、 英夫利昔单抗

1. 输液反应　输注英夫利昔单抗可在开始用药后的 24 h 内发生急性输液反应，也可在开始治疗后 1～14 日内发生迟发性输注反应。应用英夫利昔单抗前，可根据情况予抗组胺药物、氢化可的松和/或非甾体抗炎药预处理，同时降低输注速度，以减少输液相关反应的风险，特别是对既往曾发生过输液相关反应的患者更应慎重。发生输液反应，治疗方法取决于输液反应的严重程度。出现轻至中度反应时，可考虑减慢或停止输液，等反应消退，可采用较低的输注速度重新给药和/或给予抗组胺药、非甾体抗炎药和/或糖皮质激素。若再次发生轻中度反应，应停止输注。若发生严重的过敏反应，应停止输液，并予相应治疗。

2. 心力衰竭　使用英夫利昔单抗治疗，有新发和恶化心力衰竭的情况。有中度或重度心力衰竭患者禁用剂量＞5 mg/kg 的英夫利昔单抗。对轻度心力衰竭患者给予任何批准剂量的英夫利昔单抗或对中度、重度心力衰竭患者给予英夫利昔单抗（≤5 mg/kg）时，应在治疗期间密切监测，若出现新的或恶化的心力衰竭症状，应停用英夫利昔单抗。

3. 血细胞减少　英夫利昔单抗可引起白细胞减少症、中性粒细胞减少症、血小板减少症和全血细胞减少症。对有持续或显著血液学异常病史的患者应慎用。在开始使用英夫利昔单抗后 1 个月内需检查全血细胞计数。对于发生显著的血液学异常患者应考虑停止该药治疗。

4. 继发感染　使用英夫利昔单抗治疗的患者发生各种器官系统和部位的严重感染的风险增加，有活动性感染患者不应使用。在临床研究中，与单独使用 TNF 阻滞剂相比，同时使用 TNF 阻滞剂和阿巴西普会增加感染风险，包括严重感染，但没有增加临床获益。因此，不推荐同时使用英夫利昔单抗和阿巴西普。使用英夫利昔单抗治疗期间和之后应密切关注感染相关迹象等。

5. 肝毒性　使用英夫利昔单抗有严重肝脏反应的报告，包括急性肝功能衰竭、黄疸、肝炎和胆汁淤积，其中一些病例已诊断出自身免疫性肝炎。开始英夫利昔单抗治疗后 2 周至 1 年以上可能发生严重肝脏反应，应注意评估和监测肝功能，若发生黄疸和/或显著肝酶升高（例如，≥正常上限的 5 倍），应终止英夫利昔单抗治疗。

6. 脱髓鞘病　使用英夫利昔单抗的患者可能出现周围神经

系统脱髓鞘病，尽管这种因果关系仍不确定，但对于确诊脱髓鞘相关疾病的患者，应避免使用。所有疑似脱髓鞘患者均应立即停用英夫利昔单抗。

六、免疫球蛋白

静注免疫球蛋白不良反应通常轻微、短暂。潜在严重不良反应包括全身性过敏反应（见于某些 IgA 缺乏者）、血栓栓塞事件（包括心肌和脑缺血）、肾功能受损、无菌性脑膜炎或重度溶血等。

1. 过敏反应　开始输注前应根据患者情况充分补液。首次使用免疫球蛋白或更换产品时，建议减慢输注速度，之后逐步增加。输注前和输注过程中，必须监测脉搏、血压、呼吸频率和血氧饱和度，密切监测生命体征变化和不良反应等。若发生不良反应，则减慢滴速或停止输注。

2. 炎症反应　可有疼痛、全身症状和头痛等炎症反应。易头痛或有偏头痛史的患者在输注时头痛风险增加，有偏头痛史时可预先使用抗偏头痛治疗，有免疫球蛋白头痛史的患者，可预先使用抗组胺药。应在首次输注之前识别细菌感染并启用相应治疗。免疫球蛋白输注结束后间隔一段时间才出现严重头痛，可能提示这些较严重头痛与外源性抗体进入中枢神经系统时发生的免疫反应有关。患者还可能出现发热、颈强直和/或其他脑膜刺激征，提示存在一系列连续的症状，甚至包括伴脑脊液细胞增多的无菌性脑膜炎。

3. 血栓栓塞　免疫球蛋白可能引发血栓形成，血栓栓塞事件可能发生在免疫球蛋白输注时或输注后，注意监测相关症状和体征。不应仅为了输注该药而留置静脉导管。对于血栓栓塞风险升高或有血栓栓塞既往史者，充分补液和输注后数日内避免长时间制动可降低血栓栓塞风险。注意避免一日内大剂量输注，可分次给予，滴注速度宜相对缓慢，例如低于 3 000 mg/h 或 50 mg/(kg·h)。

4. 肾脏并发症　累及肾脏的并发症可能发生于免疫球蛋白输注时或输注后。若急性肾损伤风险增加或存在基础慢性肾脏病，可在开始免疫球蛋白输注前静脉补液，并避免一日内大剂量输注；剂量可分次给予，每日不超过 500 mg/kg，应以最低浓度和输注速率给药，若肾功能恶化，应考虑停药。注意监测电解质，低钠血症也可能发生，必须与假性低钠血症相区分。

5. 血液系统并发症　免疫球蛋白输注可有溶血的发生风险，危险因素包括高剂量、女性和非 O 血型。罕见中性粒细胞减少，通常为轻度和一过性。一般建议在输注后 5～7 日检测有无溶血，包括评估全血细胞计数。

七、 阿巴西普

阿巴西普临床试验中的安全性评价表明，阿巴西普的不良事件和严重不良事件发生率与安慰剂相当，长期治疗安全性可靠，不良事件和严重不良事件的总体发生率保持稳定。最常见的不良反应是头痛、上呼吸道感染、鼻咽炎和恶心。

1. 过敏反应　阿巴西普可引起过敏反应。在药物上市后有首次输注后发生致命的过敏反应和危及生命的血管神经性水肿病例的报道。血管神经性水肿可发生在阿巴西普第一次用药后，也可发生在随后的用药中，可发生在用药后数小时内，也可发生较晚（数天后）。若出现过敏反应，应立即采取适当治疗。若发生过敏性休克或其他严重的过敏反应，应立即停用阿巴西普，采取适当的治疗措施，并应永久停用阿巴西普。

2. 感染　使用阿巴西普治疗的患者中已有发生严重感染的报道，包括脓毒血症和肺炎。有反复感染史、可能易感染的潜在疾病，或慢性、潜伏、局部感染的患者应慎用阿巴西普。在使用阿巴西普前，应进行病毒性肝炎、结核病筛查。在阿巴西普治疗期间应密切监测出现新发感染的患者，若患者发生严重感染，应停用阿巴西普。临床试验中，与仅使用 TNF 拮抗剂治疗的患者相比，同时使用阿巴西普和 TNF 拮抗剂的患者发生感染（63% vs 43%）和严重感染（4.4% vs 0.8%）几率更高。不建议同时使用阿巴西普和 TNF 拮抗剂。也不建议将阿巴西普与 JAK 抑制剂同时使用。

3. 呼吸系统反应　在临床研究中，COPD 患者使用阿巴西普后发生不良反应的频率较使用安慰剂治疗的患者更高（27% vs 6%），包括 COPD 恶化、咳嗽、支气管炎和呼吸困难。在患有 COPD 的患者中应慎用阿巴西普，并应监测此类患者的呼吸状况。

八、 阿仑单抗

1. 自身免疫　阿仑单抗治疗可导致自身抗体的形成，并增加严重的自身免疫介导的疾病的风险。治疗前后进行全血细胞计数、尿细胞计数、血清肌酐、尿蛋白肌酐比率、甲状腺功能、血清转氨酶（ALT、AST）、总胆红素水平和皮肤等检查，以便及早发现和治疗自身免疫性不良反应。

2. 输液反应　阿仑单抗会引起细胞因子释放综合征，导致输液反应，其中一些可能是严重的和威胁生命的。注意输液反应可能发生在 2 h 的监测期后，在一些患者中，在阿仑单抗输液后 24 h 以上出现输液反应。

3. 脑卒中和颈脑动脉夹层　在阿仑单抗上市后有在用药后 3 天内发生严重的和危及生命的脑卒中（包括缺血性和出血性脑卒中）的报告，大多数病例发生在 1 天内。在阿仑单抗用药后 3 天内有涉及多条动脉的颈脑（如椎动脉、颈动脉）动脉夹层的病例报告。应密切关注脑卒中或颈脑动脉夹层迹象并及时救治。

4. 感染　使用阿仑单抗的患者可能会出现严重的、有时是致命的机会性感染，也可能引起其他病原体的感染，活动性感染的患者禁用。

九、 托珠单抗

托珠单抗治疗过程中的不良反应可有一般的免疫调节作用（如感染和严重感染）、IL-6 相关反应（如肝酶升高、血脂异常、中性粒细胞减少、血小板计数减少、恶性肿瘤、脱髓鞘改变、胃肠道穿孔等）、输液反应等。

1. 感染　使用托珠单抗治疗的患者发生严重感染的风险增加，可能导致住院或死亡，且大多数发生在同时使用免疫抑制剂的患者。报告的感染有结核、侵袭性真菌感染、机会性病原体引起的感染。在慢性或复发性感染患者开始托珠单抗治疗前应仔细评估风险和获益。使用托珠单抗治疗期间和之后，应密切监测患者的感染迹象和病情发展。若发生严重感染，应立即停用托珠单抗直到感染得到控制。

2. 肝毒性　使用托珠单抗的患者中已观察到严重的肝损伤，其中一些病例导致肝移植或死亡。用药前后应评估肝功能，ALT 或 AST 升高超过 1.5 倍正常上限者慎用，ALT 或 AST 升高超过 5 倍正常上限的患者不推荐使用或应停用。对于活动性肝病或肝功能不全的患者，不建议使用托珠单抗治疗。若患者治疗期间出现疲劳、厌食、右上腹部不适、尿液发黑或黄疸等症状，应进行肝脏检查，若肝功能检查异常（ALT＞正常上限 3 倍，血清总胆红素＞正常上限 2 倍），应停用托珠单抗并排查原因，只有在肝功能正常后并查明肝功能异常另有原因的患者，才可重新开始使用托珠单抗。

3. 血液系统反应　托珠单抗治疗可能引起中性粒细胞减少症、血小板减少症。治疗前和开始治疗后 4～8 周应监测血常规。

对于中性粒细胞计数减少（ANC<2×10⁹/L）、血小板计数<100×10⁹/L 的患者应慎用。ANC<0.5×10⁹/L、血小板计数<50×10⁹/L 的患者不建议使用。

4. 过敏反应　静脉输注托珠单抗可能引起严重的过敏反应。若发生过敏反应或其他超敏反应，立即停止输注托珠单抗，并永久停用。已知有托珠单抗过敏史的患者不应使用。推荐静脉滴注时间在 1 h 以上，滴注时和治疗后应密切监护。

5. 脱髓鞘疾病　需关注患者是否有发生脱髓鞘疾病的体征和症状，对既往或近期发作的脱髓鞘疾病的患者应慎用托珠单抗。

6. 胃肠道穿孔　临床试验中已报道了胃肠道穿孔的事件。对于胃肠道穿孔风险可能增加的患者应慎用托珠单抗，治疗期间若患者出现新的腹部症状应及时评估，以及早发现胃肠道穿孔。

十、 托法替布

在临床应用中需要注意的问题包括感染、肝功能异常、中性粒细胞减少、淋巴细胞减少、血栓事件、胃肠道穿孔等。

1. 肝功能异常　使用托法替布有肝转氨酶升高的报道，但很少超过正常值上限的 3 倍；停用托法替布治疗后，实验室指标通常可以恢复正常。中度肝功能受损患者血液中托法替布浓度更高，可能会增加一些不良反应的风险，建议中度肝功能不全患者调整托法替布剂量。

2. 血液系统反应　托法替布治疗后血红蛋白少有显著降低；<1% 的患者可出现淋巴细胞减少，治疗前和治疗 4～8 周后以及之后每 3 个月应注意监测血常规。对于绝对淋巴细胞计数<500/mm³，ANC<1 000/mm³ 或血红蛋白水平<90 g/L 的患者，不应使用托法替布；当出现血红蛋白水平<80 g/L 或降低超

过 20 g/L 时，建议中断治疗，直至血红蛋白恢复正常。

3. 感染 使用托法替布的患者中曾有细菌、分枝杆菌、侵袭性真菌、病毒或其他机会致病菌等引起严重感染的报道，大多数为同时使用了免疫抑制剂。使用托法替布期间和之后应密切监测患者的感染迹象和发展。若患者发生严重感染，应中断使用托法替布直至感染得到控制。

4. 重大心血管不良事件 托法替布用于治疗至少有一种心血管危险因素的 50 岁及以上的 RA 患者可能发生重大心血管不良事件（包括心源性死亡、心肌梗死和卒中），其发生率高于使用 TNF 阻滞剂的患者，吸烟患者或既往有吸烟史的患者风险更高。治疗期间应密切监护，若患者发生心肌梗死或卒中，应停用托法替布。

5. 血栓形成 使用托法替布治疗的炎症性疾病患者可能发生血栓形成（包括肺栓塞、深静脉血栓形成和动脉血栓形成），大多数症状严重，有些导致死亡。托法替布治疗 50 岁及以上至少具有一种心血管危险因素的患者血栓形成事件的发生率高于使用 TNF 阻滞剂的患者。对于血栓形成风险可能增加的患者应避免使用托法替布。

6. 胃肠道穿孔 临床研究中已报道了胃肠道穿孔的事件，尤其是在接受非甾体类抗炎药、糖皮质激素治疗的患者，对于可能增加胃肠道穿孔风险的患者应慎用。若患者出现新的腹部症状时应立即进行评估，以及早发现胃肠道穿孔。

第五节　ICIs 相关心肌炎的治疗进展

肿瘤细胞可通过降低 T 细胞在抗肿瘤活性中的作用和绕过免疫检查点来逃避免疫监测。使用 ICIs 主要通过阻断 T 细胞上表达的抑制性受体及相关配体的相互作用重新激活机体抗肿瘤免疫应答来杀伤肿瘤细胞，为肿瘤治疗开辟了一条新的途径。但使用 ICIs 治疗后的免疫激活也会导致任何器官或腺体的免疫相关不良事件。心肌炎是由 ICIs 引起的常见心脏毒性形式，罕见，但死亡率高。ICIs 相关心肌炎的防治管理是临床面临的一大挑战。但对于 ICIs 相关心肌炎的治疗目前尚没有前瞻性临床试验确定最佳治疗方法，大部分是基于临床实践、专家共识和指南等。

糖皮质激素目前被认为是治疗 ICIs 相关心肌炎的首选一线免疫抑制药物，建议根据 ICIs 相关心肌炎的临床分型制订糖皮质激素初始治疗剂量及后续剂量调整方案。根据目前的研究证据和指南推荐，对于重症和危重症 ICIs 相关心肌炎应在诊断后尽早开始使用大剂量糖皮质激素冲击治疗，如甲泼尼龙 500～1 000 mg/d，静脉注射，持续 3～5 天，以降低 MACE 风险，然后过渡到口服泼尼松，根据临床反应和生物标志物的改善在至少 4～6 周内缓慢减量。糖皮质激素治疗的最佳时长或撤退速度尚不清楚，但继续治疗直到症状消失，cTn、LVEF 和传导异常恢复正常并逐渐减量撤退可能是合理的。然而，对于严重危及生命的 ICIs 相关心肌炎患者，单独使用糖皮质激素可能不足以改善免疫介导的心脏不良反应，一些患者可能为糖皮质激素难治性或对糖皮质激素抵抗，对于糖皮质激素治疗失败的患者应考虑使用其他免疫抑制药物强化免疫抑制治疗，包括化学药物（吗替麦考酚酯、他克莫司）、生物制剂（英夫利昔单抗、抗胸腺细胞球蛋白）、免疫球蛋白等二线治疗方案。其他一些生物制剂如阿巴西普、阿仑单抗、托珠单抗以及小分子靶向药物托法替布也有在危重症患者中使用的病例报道。然而，由于尚缺乏这些特定免疫抑制方案的临床研究数据，仍不清楚对糖皮质激素治疗失败患者应使用哪种药物强化免疫抑制治疗，治疗方案应由临床多学科治疗团队决定，并针对具体情况进行调整。此外，患者还应针对心力衰竭等各种心血管症状进行常规治疗。

一、 阿巴西普

阿巴西普是 CTLA‐4 免疫球蛋白融合蛋白，是选择性 T 细胞共刺激调节剂，通过与抗原递呈细胞上的 CD80 和 CD86 结合，阻断后者与 T 细胞上的 CD28 相互作用，从而抑制 T 细胞激活。

免疫治疗诱导的心肌炎的机制尚不清楚，但怀疑 PD‐L1 和 CTLA‐4 通路通过 T 细胞介导的相互作用在心脏保护中发挥作用。基于这种相互作用，阻断 T 细胞共刺激的 CTLA‐4‐Ig 干预可能是单药治疗和联合治疗 ICIs 相关心肌炎的有效治疗方法。有研究者用 CTLA‐4 单等位基因缺失和 PD‐1 完全缺失的临床前小鼠模型模拟了 ICIs 诱导的心肌炎，该模型从表型上概括了 ICIs 相关心肌炎的临床病理，随后用 CTLA‐4 激动剂阿巴西普治疗小鼠，降低了免疫系统激活并增加了生存，这为 CTLA‐4‐Ig 抑制 T 细胞共刺激治疗 ICIs 相关心肌炎提供了机制支持。多项临床病例报道了阿巴西普治疗 ICIs 相关心肌炎，特别是在同时治疗肌炎和心肌炎方面取得了很好的效果。阿巴西普首次报道用于一例 66 岁的转移性肺癌女性患者，在纳武利尤单抗治疗后并发肌炎和心肌炎，对大剂量甲泼尼松龙和血浆置换无效。在每 2 周给予阿巴西普 500 mg，共 5 次后，cTnT 迅速下降，心律失常逐渐缓解，LVEF 恢复正常，肌炎症状逐渐减轻。类似还有一例使用帕博利珠单抗治疗ⅢA 期恶性黑色素瘤的患者发生了 ICIs 相关心肌炎和肌炎，给予大剂量糖皮质激素，症状改善极小，予血浆置换没有明显改善，在使用阿巴西普（500 mg 静脉注射）之后开始出现好转，肌力开始改善，cTn 呈下降趋势，阿巴西普每 2 周继续给药 5 次，同时给予静脉注射免疫球蛋白（IVIG），连续 5 天，病情持续好转。另有一例 57 岁男性转移性肾细胞癌患者，在纳武利尤单抗和伊匹木单抗治疗后，被诊断为 ICIs 相关心肌炎和重症肌无力样肌炎。尽管使用高剂量糖皮质激素，ICIs 相关心肌炎和肌炎仍加重。给予静脉注射阿巴西普（500 mg/2 周，共 5 次）和口服吗替麦考酚酯（1g/次，每天 2 次，3 个月），cTnI 和 CK 恢复正常，症状缓解。

但是，使用阿巴西普有肿瘤复发的风险。病例报道中有 2 例患者分别在阿巴西普治疗后 3 个月和 4 个月肿瘤复发。目前尚不清楚用于治疗 ICIs 相关心肌炎的各种免疫抑制药物在多大程度上促成肿瘤复发。在治疗严重免疫相关不良事件的患者时，如何确定最佳药物组合、剂量和持续时间，在减少 ICIs 相关不良反应的潜在致死率的同时保留抗肿瘤的有益作用尚需要进一步的研究来评估。循环单核细胞上 CD86 受体的占用（CD86 RO）是临床活性的药动学生物标志物，CD86 RO≥80% 是最大疗效的目标，有病例报道以此为目标，作为阿巴西普的给药时机和剂量调整的参考可能是一种有效策略。

目前有两项评估阿巴西普在治疗 ICIs 相关心肌炎中使用的临床试验正在进行中。一项是随机、双盲和安慰剂对照的 3 期临床试验（NCT05335928），评估阿巴西普在 ICIs 相关心肌炎住院患者中的疗效和安全性。入组条件为：按照国际肿瘤心脏病学会的定义被诊断为 ICIs 相关心肌炎的住院患者，≥18 岁，血清有持续心肌损伤的证据（cTn 是正常上限的 5 倍），使用或拟使用 1 000 mg/d 甲泼尼龙。受试者随机接受阿巴西普（10 mg/kg）或安慰剂静脉注射，随后在 24 h 和第 14 天再次输注阿巴西普/安慰剂，在第 28 天还有可选的第四剂，目标入组人数为 390 例，主要目的是研究阿巴西普与安慰剂相比，是否与 ICIs 相关心肌炎住院患者 MACE 的降低有关。主要终点 MACE 包括首次发生的心血管死亡、非致死性心脏骤停、心源性休克、显著室性心律失常、显著心动过缓或偶发心力衰竭的复合结果。主要复合终点的每个组成部分将单独作为次要终点进行评估，cTn 水平、深静脉血栓和肺栓塞发生率以及治疗相关不良事件的发生率也是如此。探索性结果侧重于肿瘤结局、医疗保健利用、生活质量和相关研究。最近，该试验进行了修订，允许在随机化之前达到该研究主要终点的符合条件的参与者有资格纳入方案的 RESCUE 组，他们将在第 1、2、14 天给予开放标签的阿巴西普，第 28 天给予可选的第四剂。另一项研究为 2 期临床试验（NCT05195645）也在进行中，旨在评估不同剂量的阿巴西普在 ICIs 相关心肌炎中的疗效。

二、 阿仑单抗

阿仑单抗是一种重组单克隆抗体，引起抗体依赖性细胞溶解、补体介导的溶解，通过与 B 和 T 淋巴细胞、单核细胞、巨噬细胞和自然杀伤细胞表面的 CD52 结合，消耗循环 T 和 B 淋巴细胞。目前已有用于 ICIs 相关心肌炎的临床病例报道。一例 71 岁黑色素瘤的女性患者，接受帕博利珠单抗治疗后发生 ICIs 相关心肌炎和肌炎、重症肌无力综合征，在使用甲泼尼龙每天 1 g，3 天，接着每天 2 mg/kg 治疗；吗替麦考酚酯 1 g，每日 2 次；每天血浆置换，5 天；以及利妥昔单抗每周 375 mg/m² 体表面积等治疗失败后，加用阿仑单抗 30 mg，通过流式细胞仪检测，该治疗导致 T 细胞快速衰竭，患者的心律失常消退，炎症相关指标等恢复正常，在利妥昔单抗、甲泼尼龙和吗替麦考酚酯减量停用过程中未出现任何心脏不良事件，心室功能正常，且 irAEs 发生后 4 个月的影像学随访显示肿瘤完全缓解。虽然，阿仑单抗可快速缓解 ICIs 相关的心脏免疫毒性，可能是一种合理和新颖的治疗策略，但也应关注与阿仑单抗诱导免疫重建相关的感染、恶性肿瘤和自身免疫性疾病的风险。

三、托珠单抗

白介素-6（IL-6）是炎症反应中的一种促炎细胞因子。肿瘤细胞中 IL-6 介导的信号转导器和转录激活因子 3（STAT3）激活与肿瘤细胞增殖、血管生成和转移相关。此外，IL-6 还可以诱导辅助性 T 细胞从幼稚 T 细胞分化，并抑制 Foxp3$^+$ 调节性 T 细胞。托珠单抗是重组人源化抗人 IL-6 受体单克隆抗体，可特异性结合可溶性及膜结合的 IL-6 受体，并抑制 IL-6 受体介导的信号传导。托珠单抗对 ICIs 相关心肌炎的疗效已有报道。一例 57 岁男性非小细胞神经内分泌癌患者，接受纳武利尤单抗联合伊匹木单抗治疗后发生 ICIs 相关心肌炎，在糖皮质激素治疗失败后，加用托珠单抗联合治疗，每周 8 mg/kg 静脉注射，共注射 2 次，在激素减量后未出现心脏或心肌炎相关不良事件复发。另有一例 74 岁 ICIs 相关心肌炎的女性患者，尽管接受了糖皮质激素冲击和静脉注射免疫球蛋白治疗，但仍有持续性多形性室性心动过速，cTnI 水平升高，LVEF 下降至 40%。给予了托珠单抗 8 mg/kg，4 周后，患者恢复了窦性心律，cTnI 水平降到正常，LVEF 也恢复至 60%。有系统综述研究表明使用托珠单抗治疗涉及其他器官 irAEs 的患者中，有 87% 的患者 irAEs 改善。由于托珠单抗优异的疗效和安全性，其可能也是 ICIs 相关心肌炎潜在的治疗选择。

四、托法替布

托法替布是非选择性 Janus 激酶（JAK）抑制剂，JAK 可传导细胞膜上的细胞因子或生长因子-受体相互作用所产生的信号，从而影响细胞造血过程和细胞免疫功能。在该信号转导通路内，JAK 磷酸化并激活信号转导因子和转录激活因子（STAT），从而调节包括基因表达在内的细胞内活动。托法替布在 JAK 这一点对该信号转导通路进行调节，防止 STAT 磷酸化和激活，阻断促炎细胞因子的产生。有病例报道，一例 67 岁 Ⅳ 期鼻咽癌的男性患者，在特瑞普利单抗治疗的第四个疗程中发生 ICIs 相关心肌炎。患者表现为心前区不适，心肌酶和 IL‑6 升高，非典型心电图异常，LVEF 降低。冠状动脉 CT 血管成像排除了急性冠状动脉综合征的可能性。患者在大剂量糖皮质激素和静脉注射免疫球蛋白治疗下病情改善后又加重，cTn 升高，给予托法替布（5 mg，每日 2 次，持续 1 周）强化免疫抑制治疗。入院 1 个月后 hs‑cTn、CK‑MB、IL‑6、IL‑10 等水平逐渐下降至接近正常水平，在住院期间无重大心脏不良事件。对前期接受过糖皮质激素治疗且疗效不佳的 ICIs 相关心肌炎患者的回顾性研究结果表明，56.3％的激素抵抗型 ICIs 相关心肌炎患者（9/16）联合使用托法替布后，心肌炎症状好转，cTn 水平恢复至正常。可见，托法替布可为糖皮质激素抵抗型 ICIs 相关心肌炎患者提供额外的临床获益。未来，可能会有更多病例、更大规模的临床研究，以及在此基础上进一步的荟萃分析，来探索托法替布对 ICIs 相关心肌炎的疗效和安全性。

此外，芦可替尼也是 JAK 抑制剂，通过阻断促炎细胞因子来削弱 T 细胞的激活。有一例 25 岁的胸腺瘤患者在接受派姆单抗治疗后发生心源性休克伴持续室性心律失常。甲泼尼龙 1g/d 加吗替麦考酚酯治疗后效果有限。在阿巴西普联合芦可替尼治疗后，患者完全康复，LVEF 恢复到 60％。阿巴西普起效较慢，需要与起效时间较短的免疫抑制剂联合使用，芦可替尼与阿巴西普联合使用即可产生快速起效的协同作用。

五、 他汀类

他汀类药物具有免疫调节和抗炎作用。有一些病例报道 ICIs 相关心肌炎患者静脉注射免疫球蛋白 1 g/kg/d，连续 3 天，并使用瑞舒伐他汀 20 mg/d 或阿托伐他汀 40 mg/d 治疗，随访发现心脏问题得到解决，其中一例患者再次挑战纳武利尤单抗治疗而无心肌炎复发。

六、 西红花苷

西红花苷是西红花的主要活性物质，许多动物模型中，西红花苷不仅可以抑制活性氧（ROS）的产生和抑制促炎细胞因子的分泌，还可以通过调节核因子-κB（NF-κB）通路或磷酸肌醇 3-激酶（PI3K）/Akt 通路抑制炎症，在抗氧化、抗高血压、抗抑郁、心脏保护和肾脏保护以及显著的抗炎特性方面有巨大潜力。有研究在小鼠模型中评估了 ICIs 相关心肌炎的表型和潜在机制，补充西红花总苷可能通过 NF-κB 通路改善心功能、改善炎症、抑制细胞凋亡等途径缓解 ICIs 相关心肌炎，此外，研究者还在体外实验中验证了西红花总苷对 NLRP3 介导的凋亡的保护作用，这为 ICIs 相关心肌炎的治疗提供了一种靶向治疗方案。西红花总苷片是目前唯一的从西红花提取的创新中药，该药在 ICIs 相关心肌炎轻症患者中使用的临床研究正在进行中。

七、 心脏药物

关于在 ICIs 相关心肌炎中使用常规心脏药物，目前还没有系统的研究数据。根据心力衰竭治疗指南，β受体阻滞剂和血管紧张素转换酶抑制剂（ACEI）适用于 LVEF 降低的患者，但这些药物在预防或减轻 ICI 相关心肌炎方面的心脏保护作用尚未得到证实。在无禁忌症的情况下，有学者建议在确诊为 ICIs 相关心肌炎且 LVEF 为 50% 的患者中使用 ACEI。也有病例报道将沙库巴曲/缬沙坦和钠-葡萄糖共转运蛋白 2 抑制剂（SGLT2i）达格列净同时用于一例 ICIs 相关暴发性心肌炎后心力衰竭合并室性心律失常的患者，取得治疗成功。此联合治疗方式对于 ICIs 相关心肌炎的疗效需要进一步的前瞻性研究来证明。

八、 肿瘤心脏病多学科治疗团队

ICIs 相关心肌炎在治疗上具有挑战性，目前仍然缺乏有力的证据支持应该采取哪种治疗策略，需要肿瘤心脏病多学科治疗团队综合评估，为患者制订个体化的治疗方案。建设肿瘤心脏病多学科治疗团队的主要目的是确保患者以最低的心血管事件风险接受最好的抗肿瘤治疗。目前不同医疗机构的具体治疗方法可能有不同，启动药物治疗的最佳时机以及药物的选择和顺序尚未明确。未来，有必要对这些治疗方案的疗效和安全性进一步研究，从而为 ICIs 相关心肌炎的最佳治疗提供更好的指导。

（王春晖　吴　薇　李　静）

📖 **参考文献**

［1］林瑾仪，王妍，侯惠萍，等．软组织肉瘤患者可溶性 ST2 的临床价值：一项单中心横断面研究［J］．中国癌症杂志，2020，30（12）：6．

［2］吴歆，戚务芳，王志强，等．风湿病靶向药物使用规范［J］．中华内科杂志，2022，61（7）：756－763．

［3］王妍，陈慧勇，林瑾仪，等．免疫检查点抑制剂相关心肌炎临床诊疗实施建议［J］．中国临床医学，2023，30（2）：368－封三．

［4］中国抗癌协会整合肿瘤心脏病学分会，中华医学会心血管病学分会肿瘤心脏病学学组，中国医师协会心血管内科医师分会肿瘤心脏病学专业委员会，等．免疫检查点抑制剂相关心肌炎监测与管理中国专家共识（2020 版）［J］．中国肿瘤临床．2020，47（20）：12．

［5］中国临床肿瘤学会指南工作委员会．免疫检查点抑制剂相关的毒性管理指南（2021 版）［M］．北京：人民卫生出版社，2021．

［6］中华医学会器官移植学分会．器官移植免疫抑制剂临床应用技术规范

（2019 版）［J］. 器官移植，2020，10（3）：213－226.

［7］ 中华医学会心血管病学分会精准医学学组，中华心血管病杂志编辑委员会，成人暴发性心肌炎工作组. 成人暴发性心肌炎诊断与治疗中国专家共识［J］. 内科急危重症杂志，2017，23（6）：443－453.

［8］ ABDRAHMAN A N, TETT S E, STAATZ C E. Clinical pharmacokinetics and pharmacodynamics of mycophenolate in patients with autoimmune disease［J］. Clin Pharmacokinet, 2013,52(5):303－331.

［9］ BALANESCU D V, DONISAN T, PALASKAS N, et al. Immuno-modulatory treatment of immune checkpoint inhibitor-induced myocarditis: pathway toward precision-based therapy［J］. Cardiovasc Pathol, 2020,47:107211.

［10］ BALL S, GHOSH R K, WONGSAENGSAK S, et al. Cardiovascular toxicities of immune checkpoint inhibitors: JACC review topic of the week［J］. J Am Coll Cardiol, 2019,74(13):.1714－1727.

［11］ BONACA M P, OLENCHOCK B A, SALEM J E, et al. Myocarditis in the setting of cancer therapeutics［J］. Circulation, 2019,140(1):80－91.

［12］ BULLINGHAM R E, NICHOLLS A J, KAMM B R. Clinical pharmacokinetics of mycophenolate mofetil［J］. Clin Pharmacokinet, 1998,34(6):429－455.

［13］ CAMPOCHIARO C, FARINA N, TOMELLERI A, et al. Tocilizumab for the treatment of immune-related adverse events: a systematic literature review and a multicentre case series［J］. Eur J Intern Med, 2021,93:87－94.

［14］ CAUTELA J, ZERIOUH S, GAUBERT M, et al. Intensified immuno-suppressive therapy in patients with immune checkpoint inhibitor-induced myocarditis［J］. J Immunother Cancer, 2020, 8 (2):e001887.

［15］ DOMS J, PRIOR J O, PETERS S, et al. Tocilizumab for refractory severe immune checkpoint inhibitor-associated myocarditis［J］. Ann Oncol, 2020,31(9):1273－1275.

［16］ ESFAHANI K, BUHLAIGA N, THÉBAULT P, et al. Alemtuzumab for Immune-Related Myocarditis Due to PD－1 Therapy［J］. N Engl J Med, 2019,380(24):2375－2376.

免疫检查点抑制剂相关心肌炎

[17] GAN L, LIU D, MA Y, et al. Cardiotoxicity associated with immune checkpoint inhibitors: Current status and future challenges [J]. Front Pharmacol, 2022,13:962596.

[18] GABARDI S, TRAN J L, CLARKSON M R. Enteric-coated mycophenolate sodium [J]. Ann Pharmacother, 2003,37(11):1685 – 1693.

[19] GOLAND S, CZER L S, SIEGEL R J, et al. Intravenous immunoglobulin treatment for acute fulminant inflammatory cardiomyopathy: series of six patients and review of literature [J]. Can J Cardiol, 2008,24(7):571 – 574.

[20] GUO C W, ALEXANDER M, DIB Y, et al. A closer look at immune-mediated myocarditis in the era of combined checkpoint blockade and targeted therapies [J]. Eur J Cancer,2020,124:15 – 24.

[21] HOORN E J, WALSH S B, MCCORMICK J A, et al. The calcineurin inhibitor tacrolimus activates the renal sodium chloride cotransporter to cause hypertension [J]. Nat Med, 2011,17(10):1304 – 1309.

[22] JESPERSEN M S, FANO S, STENOR C, et al. A case report of immune checkpoint inhibitor-related steroid-refractory myocarditis and myasthenia gravis-like myositis treated with abatacept and mycophenolate mofetil [J]. Eur Heart J Case Rep, 2021, 5(11): ytab342.

[23] KABA S, KESKINDEMIRCI G, AYDOGMUS C, et al. Immediate adverse reactions to intravenous immunoglobulin in children: a single center experience [J]. Eur Ann Allergy Clin Immunol, 2017,49(1): 11 – 14.

[24] KUYPERS D R J, VERLEDEN G, NAESENS M, et al. Drug interaction between mycophenolate mofetil and rifampin: possible induction of uridine diphosphate-glucuronosyltransferase [J]. Clin Pharmacol Ther, 2005,78(1):81 – 88.

[25] KWON H J, COTÉ T R, CUFFE M S, et al. Case reports of heart failure after therapy with a tumor necrosis factor antagonist [J]. Ann Intern Med, 2003,138(10):807 – 811.

[26] LIU X, WU W, FANG L, et al. TNF – α inhibitors and other biologic agents for the treatment of immune checkpoint inhibitor-induced

myocarditis [J]. Front Immunol, 2022, 13:922782.

[27] LIU Z, FAN Y, GUO J, et al. Fulminant myocarditis caused by immune checkpoint inhibitor: a case report and possible treatment inspiration [J]. ESC Heart Fail, 2022, 9(3):2020 - 2026.

[28] LYON A R, LOPEZ-FERNANDEZ T, COUCH L S, et al. 2022 ESC guidelines on cardio-oncology developed in collaboration with the European Hematology Association (EHA), the European Society for Therapeutic Radiology and Oncology (ESTRO) and the International Cardio-Oncology Society (IC-OS) [J]. Eur Heart J, 2022, 43(41): 4229 - 4361.

[29] LYON A R, YOUSAF N, BATTISTI N M L, et al. Immune checkpoint inhibitors and cardiovascular toxicity [J]. Lancet Oncol, 2018, 19(9):e447 - e458.

[30] MAHMOOD S S, CHEN C L, SHAPNIK N, et al. Myocarditis with tremelimumab plus durvalumab combination therapy for endometrial cancer: a case report [J]. Gynecol Oncol Rep, 2018, 25:74 - 77.

[31] MAHMOOD S S, FRADLEY M G, COHEN J V, et al. Myocarditis in patients treated with immune checkpoint inhibitors [J]. J Ame Coll Cardiol, 2018, 71(16):1755 - 1764.

[32] MAISCH B, RUPPERT V, PANKUWEIT S. Management of fulminant myocarditis: a diagnosis in search of its etiology but with therapeutic options [J]. Current heart failure reports, 2014, 11(2): 166 - 177.

[33] MASSARI P, DURO-GARCIA V, GIRÓN F, et al. Safety assessment of the conversion from mycophenolate mofetil to enteric-coated mycophenolate sodium in stable renal transplant recipients [J]. Transplant Proc, 2005, 37(2):916 - 919.

[34] MICHEL L, RASSAF T, TOTZECK M. Cardiotoxicity from immune checkpoint inhibitors [J]. Int J Cardiol Heart Vasc, 2019, 25:100420.

[35] NCCN. Management of Immunotherapy-Related Toxicities 2022.

[36] NGUYEN L S, BRETAGNE M, ARRONDEAU J, et al. Reversal of immune-checkpoint inhibitor fulminant myocarditis using personalized-dose-adjusted abatacept and ruxolitinib: proof of concept [J]. J Immunother Cancer, 2022, 10(4):e004699.

[37] PICARD N, CRESTEIL T, PRÉMAUD A, et al. Characterization of a phase 1 metabolite of mycophenolic acid produced by CYP3A4/5. [J]. Ther Drug Monit, 2004, 26(6):600 – 608.

[38] PRADHAN R, NAUTIYAL A, SINGH S. Diagnosis of immune checkpoint inhibitor-associated myocarditis: a systematic review [J] Int J Cardiol, 2019, 296:113 – 121.

[39] QIN B D, JIAO X D, ZHOU X C, et al. Effects of concomitant proton pump inhibitor use on immune checkpoint inhibitor efficacy among patients with advanced cancer [J]. Oncoimmunology, 2021, 10(1): 1929727.

[40] SALEM J E, ALLENBACH Y, VOZY A, et al. Abatacept for severe immune checkpoint inhibitor-associated myocarditis [J]. N Engl J Med, 2019, 380(24):2377 – 2379.

[41] SELBST M K, AHRENS W A, ROBERT M E, et al. Spectrum of histologic changes in colonic biopsies in patients treated with mycophenolate mofetil [J]. Mod Pathol. 2009, 22(6):737 – 743.

[42] SCHAIER M, SCHOLL C, SCHARPF D, et al. Proton pump inhibitors interfere with the immunosuppressive potency of mycophenolate mofetil [J]. Rheumatology (Oxford). 2010, 49(11):2061 – 2067.

[43] SCHNEIDER B J, NAIDOO J, SANTOMASSO B D, et al. Management of immune-related adverse events in patients treated with immune checkpoint inhibitor therapy: ASCO guideline update. [J]. J Clin Oncol, 2021, 39(36):4073 – 4126.

[44] SHALATA W, ABU-SALMAN A, STECKBECK R, et al. Cardiac toxicity associated with immune checkpoint inhibitors: a systematic review [J]. Cancers, 2021, 13(20):5218.

[45] TAY R Y, BLACKLEY E, MCLEAN C, et al. Successful use of equine anti-thymocyte globulin (ATGAM) for fulminant myocarditis secondary to nivolumab therapy [J]. Br J Cancer, 2017, 117(7):921 – 924.

[46] THOMPSON J A, SCHNEIDER B J, BRAHMER J, et al. Management of immunotherapy-related toxicities, version 1. 2022, NCCN clinical practice guidelines in oncology [J]. J Natl Compr Canc Netw, 2022, 20(4):387 –

405.

[47] THOMPSON J A, SCHNEIDER B J, BRAHMER J, et al. , NCCN guidelines insights: management of immunotherapy-related toxicities, version 1. 2020. [J]. J Natl Compr Canc Netw, 2020,18(3):230 - 241.

[48] VERONESE G, AMMIRATI E. Differences in clinical presentation and outcome between immune checkpoint inhibitor-associated myocarditis and classical acute myocarditis: same disease, distinct challenges to face [J]. Int J Cardiol, 2019,296:124 - 126.

[49] WAKEFIELD C, SHULTZ C, PATEL B, et al. Life-threatening immune checkpoint inhibitor-induced myocarditis and myasthenia gravis overlap syndrome treated with abatacept: a case report [J]. BMJ Case Rep, 2021,14(11):e244334.

[50] WANG C, LIN J, WANG Y, et al. Case series of steroid-resistant immune checkpoint inhibitor associated myocarditis: a comparative analysis of corticosteroid and tofacitinib treatment [J]. Front pharmacol, 2021,12:770631.

[51] WANG H, TIAN R, GAO P, et al. Tocilizumab for fulminant programmed death 1 inhibitor-associated myocarditis [J]. J Thorac Oncol, 2020,15(3):e31 - e32.

[52] WEI S C, MEIJERS W C, AXELROD M L, et al. A genetic mouse model recapitulates immune checkpoint inhibitor-associated myocarditis and supports a mechanism-based therapeutic intervention [J]. Cancer Discov, 2021,11(3):614 - 625.

[53] WHITE K P, DRISCOLL M S, ROCHE M J, et al. Severe adverse cardiovascular effects of pulse steroid therapy: is continuous cardiac monitoring necessary [J]. J Am Acad Dermatol, 1994,30(5 Pt1):768 - 773.

[54] XING Q, ZHANG Z, ZHU B, et al. Case report: treatment for steroidrefractory immune-related myocarditis with tofacitinib [J]. Front Immunol, 2022,13:944013.

[55] ZHANG H, LIN J, SHEN Y, et al. Protective Effect of Crocin on Immune Checkpoint Inhibitors-Related Myocarditis Through Inhibiting NLRP3 Mediated Pyroptosis in Cardiomyocytes via NF - κB Pathway [J]. J Inflamm Res, 2022,15:1653 - 1666.

［56］ ZHANG L, ZLOTOFF D A, AWADALLA M, et al. Major adverse cardiov-ascular events and the timing and dose of corticosteroids in immune checkpoint inhibitor-associated myocarditis ［J］. Circulation, 2020, 141(24):2031 - 2034.

第六章

ICIs 相关心肌炎的预后

第一节　ICIs 相关心肌炎的监测

一、ICIs 相关心肌炎的监测手段

ICIs 相关心肌炎的监测应贯穿于肿瘤患者治疗全流程，其监测手段与肿瘤治疗前心血管评估类似。建议对所有使用 ICIs 的患者在治疗前即进行细致的体格检查并系统回顾疾病史、个人史、家族史、心血管疾病相关高危因素（如高血压、高血糖、高血脂等）。具体涉及如下内容。

1. 体格检查　全面而细致的体格检查因其简便低廉且可以综合获得患者临床症状与体征，对于 ICIs 相关心肌炎临床评估与监测至关重要。

2. 心电图　重点评估心率、心律、QTc、心脏传导阻滞等。

3. 心脏标志物　cTn、CK、CK-MB、NT-proBNP/BNP 等。

4. 影像学　心脏超声是首选监测手段，心脏 MRI、心脏核素显像可以作为替代手段。

二、ICIs 相关心肌炎的监测策略

ICIs 相关心肌炎的监测策略应做到个体化、主动化与长期

化。鉴于 ICIs 相关心肌炎的高致死风险，在患者接受 ICIs 治疗的初始阶段即应做好药物不良反应的早期自我识别患教工作。主动监测策略通过及时主动的早期检测甄别，对于 ICIs 相关心肌炎临床预后改善十分重要。同时可借助门诊、互联网诊疗平台、电话、微信等多种手段对患者进行定期随访。

1. 基线监测　所有接受 ICIs 治疗患者应完善：①病史和体格检查；②心电图、超声心动图；③心脏标志物、D-二聚体及其他血生化指标。

2. 首剂 ICIs 注射 7 天后监测　随访症状和体征，复查心电图和 cTn，可以考虑联合检测 NT-proBNP/BNP、CK/CK-MB。

3. ICIs 治疗中监测　接受 ICIs 双周方案的患者在第 2~9 个治疗周期内（接受 ICIs 三周方案的患者在第 2~6 个治疗周期内），每次给药前均需要详细询问患者症状并行体格检查，复查心电图和 cTn，可以考虑联合检测其他心脏标志物。此后每个治疗周期前均需要询问患者症状并行体格检查，复查心电图，随访复查心脏标志物。

在监测中如发现心脏标志物异常或心电图有任何新出现的改变，均需暂缓 ICIs 治疗，并进一步检查明确原因。对确定为 ICIs 相关的亚临床心肌损伤，建议将心脏标志物和心电图监测频率增加，至少每周 1 次，连续数周，如心脏标志物水平恢复到基线或保持相对稳定且无新出现的心电图或影像学异常，可将监测频率降低到每个治疗周期前 1 次。建议在激素减量期间每周随访患者症状体征、心电图和心脏标志物。激素停用后的 3 个月内，每 2~3 周随访患者症状体征、心电图和心脏标志物。

第二节　ICIs 相关心肌炎的随访策略

一、　强化 ICIs 相关心肌炎的随访

ICIs 相关心肌炎是一种与 ICIs 治疗相关的严重并发症，虽然发病率多不超过 3.50％，但发病后死亡率却高达 27％～67％，具有明显致命性。鉴于此，及时有效的治疗管理和规范的长程随访是 ICIs 相关心肌炎诊疗不可或缺的环节，安全高效的随访策略具有实时监测病情、及时评估治疗有效性、最大限度保障治疗安全性等作用，对于医患双方均有显著的积极意义。

二、　ICIs 相关心肌炎随访的循证医学证据

（一）ICIs 相关心肌炎治疗疗效的循证医学评价

多个研究显示，ICIs 相关心肌炎的中位发生时间差异较大，治疗达到缓解控制的中位时间也具有明显差异性。一项系统性综述汇总了 2015—2021 年发表的 ICIs 相关心脏毒性病例报道数据，结果显示，ICIs 相关心肌炎治疗后恢复的中位时间可分布在 10～70 天之间，且具有较为明显的个体差异性。

（二）循证证据指导 ICIs 相关心肌炎的随访

循证医学证据提示了 ICIs 相关心肌炎治疗的复杂性和疗效的差异性，因此，治疗中和治疗后正规的随访有助于疗效的切实有效的评价，以及早期对病情反复的病人及时提供进一步医疗支持。

三、　主动监测策略对随访的指导

为了应对 ICIs 相关心肌炎带来的临床新挑战，《免疫检查点抑制剂相关心肌炎监测与管理中国专家共识（2020 版）》（以下

简称《共识》）中开创性地提出了主动监测策略（proactive monitoring strategy，PMS），以提供符合我国国情的肿瘤心脏病学监测随访的指导意见和建议。

（一）PMS 推荐多元的现代化随访手段

《共识》中强调了多元化与现代化的随访手段，对接受 ICIs 治疗的患者以及发生 ICIs 相关心肌炎的患者使用电话、门诊或互联网诊疗平台等多种手段进行定期规律随访。随着科技的发展，充分发挥远程诊疗、人工智能辅助诊疗的便捷性和时效性优势也成为《共识》重视和推荐的新要点。充分发挥多元化、现代化随访手段的优势，力求打破传统地区医疗资源限制的壁垒。创建地区中心一体化，协助诊疗技术和资源的跨区域整合调配，使得定期监测和随访症状体征、心电图和心脏生物标志物等病史相关的数据分析判读更加高效、精准、全面，协助诊疗过程的顺利进行，为更加科学的 ICIs 相关心肌炎诊疗体系保驾护航。

（二）PMS 推荐多点的针对性随访策略

PMS 基于临床实践的需求，详细制订了 ICIs 治疗过程中多时间点的针对性随访策略，涵盖了基线监测、首剂 ICIs 治疗后短期监测以及 ICIs 周期性治疗中长期监测，力求实现随访的全程性、高效性和实用性，该部分在本章第一节"ICIs 相关心肌炎的监测"已作详细展开，此处不再赘述。

（三）PMS 推荐定期的缓解期随访

ICIs 相关心肌炎的病情发展迅速且死亡率较高，因此，在心肌炎症状缓解期间也不能忽视定期监测和随访。2023 版《免疫检查点抑制剂相关心肌炎临床诊疗实施建议》（以下简称《实施建议》）和 2020 版《共识》均推荐在糖皮质激素减量期间每周监测 1 次患者的症状体征、心电图和心肌损伤标志物；在糖皮质激素停用的 3 个月内，至少每 2～3 周监测 1 次患者症状体征、心电图和心肌损伤标志物。

鉴于 ICIs 相关心肌炎病情的复杂性和反复性，部分患者可能在激素减量过程中出现免疫不良事件急剧恶化，控制和缓解期随访有助于早期发现提示病情反复和恶化的不良事件。一项分析了 48 例患者的观察性研究根据临床表现将患者分为暴发性心肌炎、临床型心肌炎和亚临床型心肌炎 3 组进行分析，暴发性心肌炎明显特征为血流动力学不稳定或心电不稳定，相比于临床型和亚临床型心肌炎，暴发性心肌炎组患者的心血管死亡率最高（87.5% vs 4.0% vs 0，P<0.01）。缓解期对于心脏骤停、心源性休克和完全性心脏传导阻滞等心血管恶性事件的随访监控有助于患者干预治疗措施的准备和临床结局的预测。

四、 ICIs 相关心肌炎治疗中对其他原有疾病随访

新版《实施建议》同时指出，除了 ICIs 相关心肌炎本身的随访监测，在心肌炎治疗过程中也建议密切随访肿瘤及其他原有疾病的进展，以预防多种类型的 ICIs 相关心肌炎治疗相关并发症。

（一）对心血管相关疾病的随访

2022 版 ESC 指南主要强调了 ICIs 相关心肌炎治疗中对高血压、心力衰竭、动静脉血栓栓塞等原有心血管疾病发生发展的随访。高血压患者接受治疗期间应定期监测血压水平，必要时进行药物调整。ICIs 相关心肌炎发病过程中，机体的激活炎症状态可在冠状动脉中导致斑块破裂和血栓形成，因此，有心绞痛和心肌梗死病史的患者也需得到针对性的随访和管理指导。血栓栓塞事件的高危患者在进行手术或长时间卧床休息期间也应接受治疗以预防静脉血栓栓塞症。

（二）对其他系统疾病的随访

ICIs 相关心肌炎治疗相关并发症还包括：高血糖、电解质紊乱、水钠潴留、低钙血症、骨质疏松、肥胖及继发细菌、真菌、

病毒、肺孢子肺炎和疱疹复发机会感染等。《实施建议》提出，连续使用4周及以上治疗方案为泼尼松20 mg或等效剂量，1次/d的患者，建议采取预防卡氏肺孢子肺炎的治疗；连续使用6～8周及以上治疗方案为泼尼松20 mg或等效剂量，1次/d的患者，建议实施预防真菌感染的措施，糖皮质激素治疗同样有诱发和加重消化系统疾病的风险，但除发生急性胃黏膜病变、消化性溃疡外，其余情况需谨慎使用质子泵抑制剂，因其可能缩短患者的生存期。激素疗程中如需预防消化性溃疡，建议优先使用H2受体拮抗剂和胃黏膜保护剂。

总之，ICIs相关心肌炎的随访对于治疗的意义在于密切关注病情、评估治疗效果、预防复发和并发症的发生，有助于为患者提供安全性监测、心理支持和个体化治疗计划，最终提高治疗效果和患者的生活质量。在随访的过程中，新技术、新手段、多时间、多维度的诊疗技术和思路革新正成为ICIs相关心肌炎的随访不可忽视的重要环节。

（王　聪　陈怡帆）

📖 参考文献

［1］ 王妍，陈慧勇，林瑾仪，等. 免疫检查点抑制剂相关心肌炎临床诊疗实施建议［J］. 中国临床医学. 2023，30（2）：368 - 391.

［2］ 中国抗癌协会整合肿瘤心脏病学分会，中华医学会心血管病学分会肿瘤心脏病学学组，中国医师协会心血管内科医师分会肿瘤心脏病学专业委员会，等. 免疫检查点抑制剂相关心肌炎监测与管理中国专家共识（2020版）［J］. 中国肿瘤临床，2020，47（20）：1027 - 1038.

［3］ CHEN C, WU B, ZHANG C, et al. Immune-related adverse events associated with immune checkpoint inhibitors: An updated comprehensive disproportionality analysis of the FDA adverse event reporting system［J］. Int Immunopharmacol, 2021, 95：107498.

［4］ DAVISE M, DUFFIELD E A. Safety of checkpoint inhibitors for cancer treatment: strategies for patient monitoring and management of immune-mediated adverse events〔J〕. Immunotargets Ther, 2017, 6: 51 - 71.

[5] GODBERT B, PETITPAIN N, LOPEZ A, et al. Hepatitis B reactivation and immune check point inhibitors〔J〕. Dig Liver Dis, 2021, 53(4):452 - 455.

[6] JOHNSON D B, BALKO J M, COMPTON M L, et al. Fulminant myocarditis with combination immune checkpoint blockade〔J〕. N Engl J Med, 2016, 375(18):1749 - 1755.

[7] LIU Q, YU Y, LIN J, et al. Treatment strategy for myocarditis in patients using immune checkpoint inhibitors or combined anti-vascular endothelial growth factor therapy by clinical severity〔J〕. Eur J Cancer, 2021, 157:10 - 20.

[8] LYON A R, LÓPEZ-FERNÁNDEZ T, COUCH L S, et al. 2022 ESC Guidelines on cardio-oncology developed in collaboration with the European Hematology Association (EHA), the European Society for Therapeutic Radiology and Oncology (ESTRO) and the International Cardio-Oncology Society (IC-OS)〔J〕. Eur Heart J, 2022, 43(41): 4229 - 4361.

[9] MAHMOOD S S, FRADLEY M G, COHEN J V, et al. Myocarditis in patients treated with immune checkpoint inhibitors〔J〕. J Am Coll Cardiol, 2018, 71(16):1755 - 1764.

[10] MOSLEHI J J, SALEM J, SOSMAN J A, et al. Increased reporting of fatal immune checkpoint inhibitor-associated myocarditis〔J〕. Lancet, 2018, 391(10124):933.

[11] MOTER R, GEROGE S, MERCHEN J R, et al. Characterization and management of adverse reactions from the CLEAR study in advanced renal cell carcinoma treated with lenvatinib plus pembrolizumab 〔J〕. Oncologist, 2023, 28(6):501 - 509.

[12] NORWOOD J G, WESTBROOK B C, JOHNSON D B, et al. Smoldering myocarditis following immune checkpoint blockade〔J〕. J Immunother Cancer, 2017, 5(1):91.

[13] QIN B D, JIAO X D, ZHOU X C, et al. Effects of concomitant proton pump inhibitor use on immune checkpoint inhibitor efficacy among patients with advanced cancer〔J〕. Oncoimmunology, 2021, 10

(1):1929727.

[14] SHALATA W, ABU-SALMAN A, STECKBECK R, et al. Cardiac toxicity associated with immune checkpoint inhibitors: a systematic review [J]. Cancers (Basel), 2021,13(20):5218.

[15] THOMPSON J A, SCHNEIDER B J, BRAHMER J, et al. Management of immunotherapy-related toxicities, version 1.2022, NCCN clinical practice guidelines in oncology [J]. J Natl Compr Canc Netw, 2022,20(4):387 - 405.

第七章

重启 ICIs 治疗

第一节 重启 ICIs 治疗的适合人群和注意事项

任何分型的 ICIs 相关心肌炎，在未彻底治愈之前不推荐重启 ICIs 治疗。

发生 ICIs 相关心肌炎的患者，在心肌炎治愈后重启 ICIs 治疗，心肌炎复发的可能性取决于首次心肌炎的严重程度，因此，需根据心肌炎临床分型，在肿瘤心脏病学 MDT 讨论后，考虑重启 ICIs 治疗的可能性。亚临床心肌损伤患者在心肌损伤标志物恢复至基线水平后可考虑重启 ICIs 治疗，轻症型 ICIs 相关心肌炎患者在心肌损伤标志物恢复至基线水平后慎重再次进行 ICIs 治疗，重症型 ICIs 相关心肌炎和危重型 ICIs 相关心肌炎患者需永久停用 ICIs 治疗。

若患者无其他可替代的抗肿瘤治疗方案，是否重启 ICIs 治疗需要结合患者情况进行多学科会诊，包括肿瘤状况、既往治疗效果、心脏毒性严重程度、免疫治疗后毒性消退和患者偏好等，共同讨论后决定是否重启 ICIs 治疗。接受 1 种 ICIs 治疗的亚临床心肌损伤患者，在继续 ICIs 治疗后再次出现持续进展的亚临床心肌损伤，可考虑在再次治愈后更换其他 ICIs；原方案为 PD‐1 或 PD‐L1 抑制剂联合 CTLA‐4 抑制剂治疗的患者，可以考虑更改为 PD‐1 或 PD‐L1 抑制剂单药治疗。

所有重启 ICIs 治疗的患者需密切监测其症状变化，并增加心肌损伤标志物的监测频率。

第二节　重启 ICIs 治疗的研究进展

一项队列研究分析了 ICIs 治疗重启后不同 irAEs 的复发率对 ICIs 终止治疗的影响。研究发现，初始 irAEs 为 ICIs 相关心肌炎的 3 名患者在重启 ICIs 治疗后，无患者在随访时间内出现心肌炎复发。

Marion Allouchery 等发现，2 名患者在既往 ICIs 治疗时因为发生 3/4 级 ICIs 相关心肌炎而暂停治疗，在重启治疗后，1 名患者出现心肌炎复发。Azadeh Tajmir-Riahi 等报告 1 例接受纳武利尤单抗和伊匹木单抗联合治疗出现Ⅲ级 ICIs 相关心肌炎的患者，经激素治疗后好转，暂停 10 余月后，因肿瘤进展再次尝试帕博利珠单抗单药治疗，结果出现水肿和呼吸困难，激素治疗后好转，2 个月后因心脏骤停而死亡。

另一项病例报告中也报道了 1 例发生 ICIs 相关心肌炎的患者在心肌炎治愈后成功重启 ICIs 治疗，且该患者在治疗期间和随访 11 个月内没有发生心血管并发症。

一项回顾性研究分析了在 ICIs 治疗期间发生了 ICIs 相关心肌炎的 7 名患者，其中有 3 名患者在同时使用低剂量糖皮质激素和每周监测 cTn 的情况下重启 ICIs 治疗，ICIs 相关心肌炎分级为Ⅰ级和Ⅱ级的 2 名患者重启治疗成功，在重启治疗期间肿瘤缓解且无心血管症状复发，分级为Ⅲ级的 1 名患者在第一轮重启治疗后心血管症状恶化，永久停用了 ICIs 治疗。

目前对于出现 ICIs 相关心肌炎是否推荐重启免疫治疗仍存在不同看法。美国国立综合癌症网络指南对于所有级别心肌炎患者重启 ICIs 治疗持保守意见。而有专家共识认为，亚临床心肌损伤和轻症型 ICIs 相关心肌炎患者可考虑在心肌损伤标志物恢复至基线水平后慎重考虑重启 ICIs 治疗，但重症型和危重型 ICIs 相关心肌炎患者需永久停用。但有限的证据显示 3 级或以上 ICIs 相关心肌炎重启仍有可能获益且安全。由于心肌炎发生率本就不高，且往往属于相对危重的 irAEs，因此需要积累更多病例，尤其是重症型和危重型病例，来探讨其重启免疫治疗的风险与获益。

（王春晖）

📖 参考文献

［1］中国抗癌协会整合肿瘤心脏病学分会，中华医学会心血管病学分会肿瘤心脏病学学组，中国医师协会心血管内科医师分会肿瘤心脏病学专业委员会，等 . 免疫检查点抑制剂相关心肌炎监测与管理中国专家共识版（2020 版）［J］. 中国肿瘤临床，2020，47（20）：1027-1038.

［2］ALLOUCHERY M, LOMBARD T, MARTIN M，et al. Safety of immune checkpoint inhibitor rechallenge after discontinuation for grade ≥2 immune-related adverse events in patients with cancer［J］. J Immunother Cancer，2020，8（2）：e001622.

［3］BALANESCU D V, DONISAN T, PALASKAS N，et al. Immuno-modulatory treatment of immune checkpoint inhibitor-induced myo-carditis：Pathway toward precision-based therapy-ScienceDirect［J］. Cardiovasc Pathol，2020，47：107211.

［4］BRAHMER J R, LACCHETTI C, SCHNEIDER B J，et al. Manag-ement of immune-related adverse events in patients treated with immune checkpoint inhibitor therapy american society of clinical oncology clinical practice guideline［J］. J Oncol Pract，2018，36（17）：1714-1768.

［5］CURIGLIANO G, LENIHAN D, FRADLEY M，et al. Management of cardiac disease in cancer patients throughout oncological treatment：ESMO consensus recommendations-ScienceDirect［J］. Ann Oncol，

2020，31（2）：171-190.

[6] DOLLADILLE C，STÉPHANE EDERHY，SASSIER M，et al.，Immune checkpoint inhibitor rechallenge after immune-related adverse events in patients with cancer [J]. JAMA Oncol，2020，6（6）：865-871.

[7] PELEG HASSON S，SALWEN B，SIVAN A，et al. Re-introducing immunotherapy in patients surviving immune checkpoint inhibitors-mediated myocarditis. [J]. Clin Res Cardiol，2021，110（1）：50-60.

[8] TAJMIR-RIAHI A，BERGMANN T，SCHMID M，et al. Life-threatening autoimmune cardiomyopathy reproducibly induced in a patient by checkpoint inhibitor therapy [J]. J Immunother，2018，41（1）：35-38.

第八章

ICIs 相关心肌炎病例分享

病例一

患者，男性，46 岁。

主诉 确诊肝恶性肿瘤 5 月余，肌钙蛋白升高 1 天。

现病史 患者 2020 年 12 月因"肝占位"就诊，上腹部增强 MRI（2020 年 12 月 26 日）结果显示肝脏巨块结节恶性肿瘤，肝硬化伴多发硬化或坏死结节，门脉高压伴脾肾分流、脾大、少量腹水。结合患者慢性乙型肝炎病史，临床诊断为肝细胞癌，于 2021 年 1 月 5 日开始第 1 周期治疗，仑伐替尼 12 mg d1～d21＋信迪利单抗 200 mg d1，每 3 周 1 次。患者 2021 年 4 月 7 日拟行第 4 周期治疗入院，入院常规检查发现心肌损伤标志物升高；2021 年 4 月 8 日检测 cTnT 0.060 ng/mL（正常值 0～0.030 ng/mL）。为求进一步诊治，收入病房。

既往病史 有慢性乙型肝炎病史，2 型糖尿病病史 5 年。否认冠心病、高血压等其他慢性病史。否认结核等其他传染病史。否认手术、外伤史。否认药物、食物过敏史。

专科查体 体温 36.8℃，心率 76 次/分，呼吸 18 次/分，血压 140/92 mmHg。神清，全身皮肤无黄染，无肝掌、蜘蛛痣。全身浅表淋巴结无肿大，巩膜无黄染，一般情况可。双肺呼吸音低，未及干、湿啰音。心率 76 次/分，律齐，未及明显杂音。腹软，肝、脾肋下未及，肝、肾区无叩击痛，无压痛、反跳痛，双下肢未及明显水肿。

辅助检查 2021 年 4 月 7 日心电图检查结果正常。

临床诊疗经过 患者后续进一步完善相关检查，暂停抗肿瘤治疗。

2021 年 4 月 8 日：CK、CK－MB、Mb、NP、D－二聚体、天冬氨酸氨基转移酶、血常规、甲状腺功能、ACTH 及皮质醇水平均正常。

2021 年 4 月 8 日超声心动图：静息状态下超声心动图未见明显异常，LVEF 为 67%。

2021 年 4 月 9 日心脏平扫＋增强 MRI：左心室心肌散在水肿伴少许延迟强化，心肌炎可能性较大，建议治疗后复查。

患者目前无明显症状，仅 cTnT 升高，评估为亚临床型，暂未予激素治疗，密切随访。

2021 年 4 月 10 日 cTnT：0.059 ng/mL。

2021 年 4 月 15 日 cTnT：0.066 ng/mL。

患者随访 cTnT 指标稳定，评估为亚临床稳定型，每周复查心肌损伤标志物。

2021 年 5 月 28 日 cTnT：0.029 ng/mL，恢复正常，恢复后续抗肿瘤治疗。

病例解读 该患者结合实验室检查和心脏 MRI 明确为 ICIs 相关心肌炎，但患者起病无临床症状，仅 cTnT 升高，并且在病程中随访 cTnT 保持稳定。评估此患者为亚临床稳定型心肌损伤，予以暂停抗肿瘤治疗并进行密切随访，未进行糖皮质激素治疗。该患者后续心肌损伤标志物水平自行下降，恢复正常。对于亚临床稳定型心肌损伤患者，确实可密切观察随访，避免不必要的糖皮质激素治疗。根据回顾性研究，与对照组相比，心肌炎病例组患有糖尿病（34％ *vs* 13％，*P* = 0.01）的患者比例更高。2
型糖尿病病史可能为该患者发生 ICIs 相关心肌炎的高危因素。

病例二

患者，女性，62 岁。

主诉 确诊胆管腺癌 3 月，心肌酶升高 1 月。

现病史 患者 2020 年底因"胆结石"就诊，2021 年 1 月 5
日在外院行上腹部增强 MRI 示：肝门部及肝右叶占位，伴梗阻
性肝内胆管扩张，考虑胆管恶性肿瘤可能大。肝右叶肝内胆管多
发结石可能；肝门部及腹膜后多发肿大淋巴结。2021 年 1 月 5
日外院行经内镜逆行胰胆管造影（encoscopic retrograde
cholangio-pancreatography，ERCP）：肝门部胆管恶性肿瘤可能，
术中放置塑料支架。胆道刷检病理：高度异型腺上皮细胞，腺癌
不除外。患者至我院完善 PET/CT（2021 年 1 月 20 日）：肝脏
右叶至肝门处胆管源性恶性肿瘤伴肝内胆管扩张，多发（腹腔、
腹膜后、锁骨区）淋巴结转移；腹腔盆腔多发种植转移以及脐部
转移。患者于 2021 年 1 月 28 日、2021 年 2 月 18 日予以姑息一
线抗肿瘤治疗：特瑞普利单抗 240 mg d1 + 仑伐替尼 8 mg d1～
d21 + 吉西他滨 1.4 d1，d8 + 奥沙利铂 120 mg d1 q3w。2021 年 3
月 1 日起拟行第 3 周期治疗时，常规检查发现心肌损伤标志物异
常，cTnT 0.05 ng/mL，同时出现关节疼痛。患者进一步完善心
脏 MRI 检查（2021 年 3 月 3 日）：左心室心肌少许水肿伴延迟强
化，心肌炎可能。2021 年 3 月 4 日开始甲泼尼龙片 4 mg tid 口
服，治疗期间 cTnT 持续升高，从 0.054 ng/mL 升至
0.083 ng/mL。2021 年 3 月 10 日至 2021 年 3 月 15 日以甲泼尼
龙 40 mg 静脉冲击治疗 6 天，cTnT 稳定于 0.074～0.079 ng/mL。
2021 年 3 月 16 日开始调整为甲泼尼龙 16 mg 口服，同时恢复仑

伐替尼 8 mg 治疗。2021 年 4 月 8 日复查 cTnT 0.066 ng/mL；NT-proBNP 162.0 pg/mL。

既往病史 既往类风湿关节炎中药治疗控制，此次特瑞普利单抗第 2 次治疗后关节疼痛再发，外用药物控制。否认高血压病、糖尿病病史。否认药物过敏史。2001 年有胆囊结石手术病史。

专科查体 一般可，血压 145/95 mmHg。神清，无贫血貌，双肺呼吸音低，未及干、湿啰音。心界不大，心率 80 次/分，律齐，未及明显杂音。腹软，无压痛及反跳痛，肝、脾肋下未及。双下肢未及明显水肿。

辅助检查 心电图（2021-3-2）：正常心电图。

超声心动图（2021-3-3）：静息状态下超声心动图未见异常。

心脏 MRI（2021-3-3）：左心室心肌少许水肿伴延迟强化，心肌炎可能。

临床诊疗经过 该患者后续定期随访心肌损伤标志物变化，cTnT（2021 年 4 月 29 日）0.047 ng/mL，cTnT（2021 年 5 月 13 日）0.020 ng/mL。患者心肌损伤标志物稳定下降，甲泼尼龙每周减量 4 mg 直至完全停药。后续心肌损伤标志物恢复正常，同时开始仑伐替尼联合 GEMOX 方案化疗。

病例解读 该患者为晚期胆管癌合并多处转移，姑息一线治疗方案选择免疫联合靶向治疗和化疗。患者免疫治疗两周期后发现 cTnT 升高，结合心脏 MRI 检查诊断为 ICIs 相关心肌炎。患者既往有类风湿性关节炎病史，这可能是导致患者出现 ICIs 相关心肌炎的高危因素。在给予甲泼尼龙片 4 mg tid 口服治疗期间 cTnT 持续升高，从 0.054 ng/mL 升至 0.083 ng/mL，从而开始给予激素静脉用药。这里需要认识到，如判定患者为 ICIs 相关心肌炎需要给予激素治疗，则激素需要用足剂量、用足疗程方能奏效。指南中推荐轻症患者初始剂量为 $1\sim2\,mg/kg$，本例患者初始激素用量偏小，反而使得后续治疗激素用药时间拖沓，即使后期将激素剂量上调后，心肌损伤标志物仍迟迟无法降低，联合使用卡维地络、曲美他嗪、沙库巴曲缬沙坦、托拉塞米、螺内酯等药物治疗 2 个多月后，心肌损伤标志物才恢复正常。该病例提示，即使对于轻症型心肌炎仍应足剂量、足疗程进行激素冲击治疗，以便尽早控制心肌炎。

病例三

患者，男性，64 岁。

主诉　使用免疫检查点抑制剂 1 次后胸闷 1 周。

现病史　患者 2021 年 9 月诊断为肺低分化腺癌（Ⅳ期肾上腺转移驱动基因阴性）。患者 2021 年 9 月 9 日至 2021 年 11 月 7 日予以贝伐珠单抗联合培美曲塞及卡铂治疗 5 周期，后续改为贝伐珠单抗维持治疗。患者因疾病进展，于 2022 年 9 月 5 日开始培美曲塞联合信迪利单抗治疗。第二次治疗前，患者自觉稍有胸闷气喘，查 cTnI（2022 年 9 月 27 日）0.02 ng/mL，2022 年 10 月 8 日复查 cTnI 0.07 ng/mL。患者 2022 年 10 月 24 日于当地医院住院治疗，予激素静脉治疗（具体剂量不详），出院后继续口服泼尼松 30 mg 每天一次。患者 2022 年 11 月 3 日复查 cTnI 0.1 ng/mL，CK－MB 217 ng/mL，现于我院就诊。

既往病史　否认高血压、糖尿病、心脏病等病史。否认心血管病家族遗传史。否认肝炎、结核等传染病史。

专科查体　体温 36.7℃，呼吸 20 次/分，血压 140/86 mmHg，神清，气平，全身浅表淋巴结无肿大，巩膜无黄染，双肺呼吸音清，未及干、湿啰音。心界不大，心率 78 次/分，律齐，无杂音，腹部平软，无压痛及反跳痛，肝、脾肋下未及，双下肢不肿。

辅助检查 血常规：WBC 8.64×10⁹/L；N％ 80.4％↑；Hb 141g/L；PLT 340×10⁹/L；CRP 0.01mg/L。

生化检查：肝肾功能（-）；LDL-C 3.88mmol/L↑；电解质（-）。

D-二聚体：1.50mg/L。

cTnT 0.463ng/mL；CK 986U/L，CK-MB 367U/L，CK-MM 619U/L。

甲状腺功能：超敏促甲状腺素 6.26μIU/mL，余正常；皮质醇激素正常；

流式细胞因子：IL-8 54.203pg/mL，IFN-γ 23.485pg/mL，余正常。

心电图：未见明显异常。

心脏超声：①轻度主动脉瓣反流；②轻度肺动脉高压。

心脏MRI：未见明显异常。

临床诊疗经过 根据患者病史、cTnT改变，考虑患者为肺低分化腺癌（Ⅳ期，伴肾上腺转移），ICIs相关心肌炎可能，但患者心脏MRI结果未见明显异常，因此，予以经皮冠状动脉造影联合心肌活检术，结果显示冠脉分布左冠优势型，左主干未见狭窄，前降支未见狭窄，第一对角支未见狭窄，左回旋支未见狭窄，将5F Tig导管送至右冠口造影提示右冠状动脉未见狭窄，左室后支未见狭窄，后降支未见狭窄。心肌活检结果提示：（左室间隔）间质轻度水肿，小血管周少量淋巴细胞。（左心尖）心肌细胞轻度水肿，肌束间少量淋巴细胞，其间小血管周纤维略增生。免疫组化：CD20（-）；CD3（个别淋巴细胞+）；CD4（个别淋巴细胞+）；CD68〔KP1〕（组织细胞+）；CD8（-）；PD-1（-）；PD-L1（28-8）（-）；结合免疫组化结果，考虑心肌炎性改变。

患者于 2022 年 11 月 21 日开始接受甲泼尼龙 120 mg qd 静脉治疗，三日后复查 cTnT 下降至 0.264 ng/mL，予以甲泼尼龙减量至 80 mg qd。患者 2022 年 11 月 28 日复查 cTnT 0.430 ng/mL。考虑患者存在糖皮质激素抵抗，调整甲泼尼龙剂量至 120 mg qd，同时加用枸橼酸托法替布片 5 mg bid 口服。患者 2022 年 12 月 3 日复查 cTnT 下降至 0.370 ng/mL，予以甲泼尼龙剂量调整至 80 mg qd。患者 2022 年 12 月 5 日复查 cTnT 进一步下降至 0.282 ng/mL，予以甲泼尼龙减量至 60 mg qd，2022 年 12 月 14 日复查 cTnT 0.190 ng/mL，改为甲泼尼龙片 40 mg 口服出院，后续甲泼尼龙片每周减量 5 mg 至停药。

结合该患者病史和心肌活检结果，诊断为 ICIs 相关心肌炎。该患者有相关临床症状，cTnT 升高，但无心电图及心脏超声异常，考虑轻症型 ICIs 相关心肌炎，根据指南推荐予以 1～2 mg/kg 甲泼尼龙冲击治疗。但该患者在激素减量撤退过程中出现心肌损伤标志物 cTnT 反弹。这是临床在处理 ICIs 相关心肌炎时的难点，部分患者激素冲击效果好，但一旦开始激素减量即出现心肌损伤标志物反弹。文献报告可对这样的患者使用化学药物或生物制剂进行联合治疗。在这例患者中，加用了 JAK 激酶抑制剂托法替布进行二线免疫抑制治疗，并取得了不错的疗效。

病例解读 该患者病理诊断为肺低分化腺癌伴有远处转移，目前无根治手术机会，以姑息治疗延长生存期为主。一线治疗采取 AC 方案，后因效果不佳改用培美曲塞联合信迪利单抗治疗，在第二周期免疫治疗开始前，患者出现胸闷症状，伴有心肌损伤标志物升高，在外院接受激素治疗后，效果不佳，至我院就诊，我院完善检查后考虑轻症型心肌炎，予以 120 mg 甲泼尼龙的初始日剂量治疗，但后续激素减量过程中出现 cTnT 的反弹上升，考虑为激素抵抗型 ICIs 相关心肌炎，予以加用免疫抑制药物托法替布后，病情逐渐稳定。2022 年 ESC 指南推荐对于激素抵抗型患者加用二线免疫抑制治疗，包括：化学药物——吗替麦考酚酯和他克莫司；生物制剂——英夫利昔单抗、托珠单抗、阿仑单抗、阿巴西普和抗胸腺细胞球蛋白；小分子靶向药物——托法替布、芦可替尼等 JAK 抑制剂，复旦大学附属中山医院肿瘤心脏病多学科团队采用托法替布治疗激素抵抗型 ICIs 相关心肌炎取得了较好的疗效。

病例四

患者，女性，68 岁。

主诉 确诊淋巴瘤 3 年半，胸闷、气促 8 天。

现病史 患者于 2016 年 7 月无明显诱因下发现右锁骨上肿块，有压痛，行 PET/CT 检查提示全身多处淋巴结肿大伴糖代谢异常增高。右侧颈淋巴结和纵隔淋巴结活检病理提示霍奇金淋巴瘤，混合细胞型。患者接受 ABVD 方案化疗，给予多柔比星 60 mg d1、d15，博来霉素 15 mg d1、d15，长春地辛 4 mg d1、d15 和达卡巴嗪 0.65 g d1、d15，每 28 天 1 次，共化疗 4 个周期，后续予以放疗。患者规律随访，2019 年 10 月腹、盆腔增强 CT 示右膈角、腹主动脉旁淋巴结肿大，肝门部、腹膜后小淋巴结。考虑患者霍奇金淋巴瘤复发，于 2019 年 12 月 3 日予以信迪利单抗 200 mg 治疗。患者于 2019 年 12 月 13 日出现胸闷、气促，外院急诊发现心肌损伤标志物异常升高，cTnT 0.229 ng/mL（正常值 0～0.030 ng/mL），对症治疗后症状未好转。患者于 2019 年 12 月 20 日出现胸闷气促加重，同时出现肌肉酸痛乏力，胃纳不佳，复查 cTnT 升高达 0.417 ng/mL，ALT/AST 321/380 U/L，CK 8 444 U/L，CK - MB 254 U/L，CK - MM 8 190 U/L。为进一步诊治收住入院。

既往史 否认心脏病、糖尿病和高脂血症史。否认结核等其

他传染病史。否认外伤史。否认药物、食物过敏史。患者于
2015 年行左乳癌改良根治术，术后病理提示浸润性导管癌，腋
窝淋巴结转移（1/6），免疫组化示 ER（＋＋）、PR（个别＋）、
HER2（＋）、Ki - 67（30％＋）。患者术后予 ECT 方案，表柔比
星 120 mg d1，环磷酰胺 800 mg d1 和多西他赛 120 mg d1，每 3
周 1 次，共化疗 4 个周期。化疗后继续予以来曲唑内分泌治疗。

专科查体　体温 36.8℃，脉搏 104 次/分，呼吸 24 次/分，
血压 177/93 mmHg。神志清晰，精神疲软。全身皮肤和巩膜无
黄染，无肝掌、蜘蛛痣。全身浅表淋巴结未及肿大。双肺呼吸音
低，未及干、湿啰音。心率 104 次/分，律齐，未及明显杂音。
腹软，肝脾肋下未及，肝、肾区无叩击痛，无压痛反跳痛，双下
肢无明显水肿。

辅助检查　2019 年 12 月 24 日心肌损伤标志物：cTnT
0.363 ng/mL，NT - proBNP 507 pg/mL，CK 6 914 U/L，CK -
MB 199 U/L，CK - MM 6 831 U/L，Mb 1 939 ng/mL，ALT/AST
285/274 U/L。血常规、甲状腺功能、D - 二聚体、ACTH 及皮
质醇水平正常。

2019 年 12 月 24 日心电图：窦性心动过速，完全性右束支
传导阻滞，QRS 电轴右偏。

2019 年 12 月 24 日胸片：两下肺少许慢性炎症。

临床诊疗经过　患者于 2019 年 12 月 24 日入院，停用所有
抗肿瘤治疗，立即给予甲泼尼龙 500 mg 静脉冲击治疗 3d，同时
给予扩血管、利尿、胃黏膜保护等对症治疗。2019 年 12 月 27
日患者症状无改善，胸闷、气促加重，心悸、喘憋明显，血压
180/100 mmHg，鼻导管吸氧 5 L/min 状态下氧饱和度 93％。两
下肺听诊可闻及细湿啰音，下肢轻度浮肿，每日尿量 800～1 000
mL。患者甲泼尼龙冲击后复查 cTnT 升至 0.97 ng/mL，NT -
proBNP 2 023 pg/mL，Mb 较前恢复至 737.0 ng/mL，ALT/AST

249/66 U/L。肿瘤心脏病多学科 MDT 讨论考虑危重型 ICIs 相关心肌炎，需加强循环支持，建议转入心脏重症监护室（cardiac care unit，CCU）继续治疗。

患者于 2019 年 12 月 27 日转入 CCU，仍有心悸、胸闷、呼吸急促。予心电图、血压、氧饱和度监测，双水平气道正压通气呼吸机（bilevel positive airway pressure，BiPAP）吸氧辅助通气，继续利尿、维持电解质平衡、胃黏膜保护剂等对症支持处理。治疗期间发现患者随机血糖波动于 9.9～33.0 mmol/L，给予皮下生物合成人胰岛素注射液 10 U‐12 U‐14 U 每日 3 次，三餐前 0.5 h，注射甘精胰岛素注射液 16 U，睡前每晚 1 次，并加用二甲双胍 0.5 g，每日 3 次，餐后即服，血糖逐渐控制平稳。多学科会诊讨论意见：①患者大剂量甲泼尼龙 500 mg 冲击治疗 3 d后 cTnT 升高，考虑为激素抵抗型 ICIs 相关心肌炎，需接受强化免疫抑制治疗，立即加用 JAK 抑制剂托法替布 5 mg bid 口服治疗；②患者出现血糖波动，考虑为糖皮质激素不良反应，甲泼尼龙先减量至 240 mg qd；③同时进行血浆置换治疗，每次血浆 1 500～2 000 mL。患者在入 CCU 第 2 天和第 5 天，2 次进行血浆置换术。入 CCU 处理后，患者尿量增加明显，首日尿量达 4 800 mL，继续维持出入水量负平衡，患者入 CCU 7 天后胸闷、喘憋有所好转，能配合完成心脏 MRI 检查，同时甲泼尼龙逐渐减量。

2019 年 12 月 27 日床旁超声心动图：静息状态下超声心动图未见明显异常，LVEF 为 65%。

2020 年 1 月 3 日心脏平扫+增强 MRI：左心室心肌可疑略肿胀，左心室下侧壁心外膜下少许延迟强化，可符合心肌炎改变。

2019 年 12 月 27 日 cTnT 0.97 ng/mL，CK‐MM 694 U/L，NT‐proBNP 2 023 pg/mL。

2020 年 1 月 1 日 cTnT 0.643 ng/mL，CK‐MM 248 U/L，

NT‐proBNP 1 077 pg/mL。

2020 年 1 月 8 日 cTnT 0. 589 ng/mL，CK‐MM 169 U/L，NT‐proBNP 864 pg/mL。

患者症状改善明显，转出 CCU 至肿瘤内科病房继续治疗，出院时继续服用甲泼尼龙和托法替布，门诊随访。

病例解读 该患者在首次使用 ICIs 后较早起病，2 周即出现胸闷气促症状，伴有肌肉酸痛，实验室检查发现 cTnT、NT‐proBNP、CK、ALT、AST 升高，首先考虑 ICIs 相关心肌炎合并肌炎。

从心血管系统的客观检查和评估上，患者入院时体格检查肺部啰音范围<1/2、下肢轻度浮肿，心肌损伤标志物的升高属于轻度升高。但患者临床症状严重，呼吸困难加重尤为明显，出现氧饱和度下降，临床上评估为危重型。对于 ICIs 相关心肌炎，当合并肌炎和其他系统受损时，必然使其病理生理过程复杂化，转归恶化，故在重症型和危重症的 ICIs 相关心肌炎评估中需要合并考虑其他系统 irAEs 的协同作用。而且不同于冠心病急性心肌梗死的心肌损伤相对局限于罪犯血管供血区域，ICIs 相关心肌炎虽然心肌损伤标志物升高不及急性心肌梗死显著，但影响的心肌范围更为广泛，危重型往往累及左、右心室，同时出现左、右心功能不全导致的包括且不限于肺淤血、体循环淤血的情况，同时影响心脏的舒张和收缩功能。床旁心脏超声若仅简单评估心脏收缩功能恐难以及时反映心脏受损，可考虑检测更为敏感的心脏超声指标，如 LVGLS。

该例患者病程中症状明显，卧床状态下胸闷气促、呼吸困难。入院后予以甲泼尼龙 500 mg 冲击治疗 3 天后，出现糖皮质激素抵抗的现象，具体表现为血压持续升高，出现肺部湿啰音和下肢浮肿，尿量不增加，吸氧状态下氧饱和度仍出现下降，心肌损伤标志物 cTnT 继续升至最高 （0. 97 ng/mL），NT‐proBNP 升高至 2 023 pg/mL。患者合并的肌炎也一度加重其病情，表现为呼吸肌乏力和胃纳不佳，病程中还出现糖皮质激素用药后的血糖波动。对于该患者按照危重型处理策略，给予 CCU 级别生命体征监护，糖皮质激素联合 JAK 抑制剂托法替布强化免疫抑制治疗，并及时给予血浆置换治疗，有效抑制炎症因子风暴。该患者后续症状改善，尿量增加，心肌损伤标志物也逐渐恢复至正常，治疗取得阶段性效果。

对于危重型 ICIs 相关心肌炎患者，诊断明确后需立即给予甲泼尼龙 500～1 000 mg 冲击治疗，有条件时联合 0.4 g/kg/d 丙种球蛋白静脉用药。大剂量糖皮质激素联合丙种球蛋白治疗后若症状不缓解，心肌损伤标志物无明显下降，考虑为激素抵抗型时，需尽快加用强化免疫抑制药物。本例激素抵抗型心肌炎患者在加用 JAK 抑制剂托法替布强化免疫抑制治疗并联合血浆置换后，病情改善。根据复旦大学附属中山医院肿瘤心脏病多学科团队目前经验，对于危重型患者，丙种球蛋白和强化免疫抑制治疗可以更积极、更早期联用。

此外，该患者既往乳腺癌和霍奇金淋巴瘤治疗中暴露过大剂量蒽环类药物，起病时总体蒽环类药物剂量累计已达峰值。蒽环类药物使用病史可能为患者本次 ICIs 相关心肌炎暴发起病的高危因素。此外，该例患者在 ICIs 首次给药后，约 2 周时即出现胸闷、气促症状，本应高度警惕 ICIs 相关心肌炎，拖延至用药后 3 周时才引起重视，早期识别的缺失，直接延误治疗措施的开展，也是其最终发展为危重型的原因之一，值得吸取教训。

（许宇辰）

📖 参考文献

[1] MAHMOOD S S, FRADLEY M G, COHEN J V, et al. Myocarditis in patients treated with immune checkpoint inhibitors[J]. J Am Coll Cardiol 2018,16(71):1755 - 1764.

附 录

免疫检查点抑制剂相关心肌炎
临床诊疗实施建议

王妍[1*]，陈慧勇[2*]，林瑾仪[3 11 12*]，陈佳慧[3 11 12]，周宇红[1]，张英梅[3 11 12]，张宏伟[4]，朱玮[4]，胡洁[5]，赵刚[3 11 12]，杨向东[6 11]，杜世锁[7]，李晓宇[8]，施国明[9]，崔洁[3 11 12]，吴薇[8]，李静[8]，章篪[3 11 12]，王聪[3 11 12]，刘荣乐[3 11 12]，李政[10 11 12 13]，王春晖[8]，程蕾蕾[10 11 12 13#]，葛均波[3 11 12#]

[1] 肿瘤内科 [2] 风湿免疫科 [3] 心内科 [4] 普外科 [5] 呼吸科 [6] 上海市心血管病研究所中心实验室 [7] 放疗科 [8] 药剂科 [9] 肝肿瘤外科 [10] 心脏超声诊断科 复旦大学附属中山医院， [11] 国家放射与治疗临床医学研究中心 [12] 上海市心血管病研究所 [13] 上海市影像医学研究所 200032，上海徐汇区枫林路 180 号
[*] 共同第一作者
[#] 共同通讯作者：ge. junbo@zs-hospital. sh. cn，cheng. leilei@zs-hospital. sh. cn

基金：国家自然科学基金（82170359），中山医院临床研究专项基金（2020ZSLC21），上海市放射与治疗（介入治疗）临床医学研究中心（19MC1910300）

摘要：免疫检查点抑制剂（immune-checkpoint inhibitors，ICIs）现已应用于多种恶性肿瘤的治疗，为肿瘤患者带来获益的同时，其严重 ICIs 相关心肌炎日益为临床带来新挑战。本临床诊疗实施建议聚焦 ICIs 相关心肌炎的危险因素、诊断与鉴别诊断、临床分型及治疗、监测转归和治疗重启等关键临床问题，参考国内

外相关共识或指南和新近发表的循证证据，结合实际临床经验，为 ICIs 相关心肌炎的诊疗提供具有实践性的指导意见和建议。

关键词：免疫检查点抑制剂，心肌炎，心脏毒性，免疫相关不良反应

Recommendations for Clinical Diagnosis and Treatment of Immune Checkpoint Inhibitors-Associated Myocarditis

Wang Yan[1*], Chen Huiyong[2*], Lin Jinyi[3,11,12*], Chen Jiahui[3,11,12], Zhou Yuhong[1], Zhang Yingmei[3,11,12], Zhang Hongwei[4], Zhu Wei[4], Hu Jie[5], Zhao Gang[3,11,12], Yang Xiangdong[6,11], Du Shisuo[7], Li Xiaoyu[8], Shi Guoming[9], Cui Jie[3,11,12], Wu Wei[8], Li Jing[8], Zhang Chi[3,11,12], Wang Cong[3,11,12], Liu Rongle[3,11,12], Li Zheng[10,11,12,13], Wang Chunhui[8], Cheng Leilei[10,11,12,13#], Ge Junbo[3,11,12#]

[1]Department of Oncology;[2]Department of Rheumatology and Immunology; [3]Department of Cardiology;[4]General Surgery Department; [5]Pneumology Department; [6]Central Laboratory of Shanghai Institute of Cardiovascular Diseases; [7]Department of Radiotherapy; [8]Pharmacy Department;[9] Department of Hepatic Oncology; [10]Department of Cardiac Ultrasound of Zhongshan Hospital, Fudan University; [11]National Clinical Study Center for Radiology and Therapy; [12]Shanghai Institute of Cardiovascular Diseases;[13]Shanghai Institute of Imaging Medicine, No. 180, Fenglin Road, Xuhui District, 200032, Shanghai

[*] Co-first author

[#] Co-corresponding author：ge. junbo@zs-hospital. sh. cn，cheng. leilei@zs-hospital. sh. cn.

Funds：National Natural Science Foundation of China（82170359），Special Fund for Clinical Study of Zhongshan Hospital（2020ZSLC21），

Shanghai Clinical Study Center for Radiology and Therapy (Interventional Therapy) (19MC1910300)

Abstract：At present，immune checkpoint inhibitors (ICIs) have been used in the treatment of multiple malignant tumors，which benefit for tumor patients. However， the ICIs-associated myocarditis has brought new challenges clinically. In this recommendations paper，the key clinical issues，such as risk factors，diagnosis and differential diagnosis，clinical classification and treatment，monitoring of outcomes，and restart of treatment for ICIs-associated myocarditis， were highlighted， and the practical guidance and suggestions for the diagnosis and treatment of ICIs-associated myocarditis were proposed by reference to the relevant consensuses or guidelines and newly published evidence-based evidences in China and other countries in combination with clinical experience.

Keywords：Immune checkpoint inhibitor, myocarditis, cardiotoxicity, immune-related adverse reactions

1　ICIs 及 ICIs 相关心肌炎概述

免疫检查点抑制剂（immune-checkpoint inhibitors，ICIs）现已应用于多种恶性肿瘤的治疗，包括黑色素瘤、肺癌、肾细胞癌、胃癌、结直肠癌、肝癌、宫颈癌、头颈部鳞状细胞癌、默克尔细胞癌、皮肤鳞状细胞癌和三阴性乳腺癌等，并且其适应症的拓展仍在不断探索中。目前共有 16 款 ICIs 在国内上市，根据治疗靶点不同，可分为三类：① 程序性细胞死亡蛋白 - 1（programmed cell death protein-1，PD - 1）抑制剂：帕博利珠单抗（pembrolizumab）、纳武利尤单抗（nivolumab）、特瑞普利单抗（toripalimab）、信迪利单抗（sintilimab）、卡瑞利珠单抗（camrelizumab）、替雷利珠单抗（tislelizumab）、派安普利单抗（penpulimab）、赛帕利单抗（zimberelimab）、斯鲁利单抗（serplulimab）和普特利单抗（pucotenlimab）；②程序性细胞死亡蛋白-1配体（programmed death-ligand 1，PD-L1）抑制剂：度伐利尤单抗（durvalumab）、阿替利珠单抗（atezolizumab）、恩沃利单抗（envafolimab）和舒格利单抗（sugemalimab）；③细胞毒性 T 淋巴细胞相关抗原-4（cytotoxic T lymphocyte associated antigen-4，CTLA-4）抑制剂：伊匹木单抗（ipilimumab）。此外，PD-1/CTLA-4 双特异性抗体卡度尼利单抗（cadonilimab）已于 2022 年 6 月 29 日获得国家药品监督管理局批准上市，用于治疗复发或转移性宫颈癌，是首个国内获批的 PD-1/CTLA-4 双特异性抗体类 ICIs。

ICIs 治疗可导致轻重程度不一的免疫相关不良事件（immune-related adverse events，irAEs），广泛影响全身各个器官[1]。最常见的 irAEs 为疲劳、瘙痒、腹泻和皮疹[2]。尽管大部分 irAEs 为轻度或中度，无需特殊治疗，停药后可缓解，然而一些严重的 irAEs，如 ICIs 相关肺炎、ICIs 相关心肌炎、ICIs 相关神经毒性和致死性腹泻等，不仅会阻碍治疗进而影响治疗效果，还可能直接导致患者死亡。其中，ICIs 相关心肌炎的发生率虽低，却是 irAEs 中死亡率最高的不良事件[3-5]。因此，临床治疗中需要严密关注这一少见但严重的不良事件，并提升对 ICIs 相关心肌炎的识别和处理能力。

现国内外已制定多个指南或共识，如《免疫检查点抑制剂相关心肌炎监测与管理中国专家共识（2020 版）》《2022 年欧洲心脏病学会（European Society of Cardiology，ESC）肿瘤心脏病学指南》等[6,7]，对 ICIs 相关心肌炎的临床管理进行了系统性指导，足见 ICIs 相关心肌炎在临床实践中的关注度日益提升。但 ICIs 相关心肌炎的发生机制及诊疗路径尚处于探索阶段，不断有新的研究成果和临床经验涌现。因此，本临床诊疗实施建议注重实操性，聚焦关键临床问题，参考国内外相关共识或指南和新近发表的循证证据，并结合复旦大学附属中山医院肿瘤心脏病团队实际临床经验，为 ICIs 相关心肌炎的诊疗提供具有实践性的指导意见和建议，供心血管科和肿瘤相关科室临床医师参考。

2　ICIs 相关心肌炎的流行病学

ICIs 相关心肌炎的发生率为 $0.06\%\sim3.8\%^{[3,8-10]}$，而死亡率则高达 $39.7\%\sim66\%^{[4,8]}$。由此可见，ICIs 相关心肌炎发生率虽低，但死亡率较高，且两种 ICIs 联合治疗时的 ICIs 相关心肌炎死亡率比 ICIs 单药治疗更高（两种 ICIs 联合治疗：66% vs ICIs 单药治疗：44%）[8]。严重心肌炎，即常见不良事件评价标准（CTCAE 5.0）中 3 级及以上的心肌炎，发生率为 $0.09\%^{[8,11]}$。有研究显示，PD-1 抑制剂单药、PD-L1 抑制剂单药、CTLA-4 抑制剂单药、PD-1 抑制剂联合 CTLA-4 抑制剂、PD-L1 抑制剂联合 CTLA-4 抑制剂治疗时，ICIs 相关心肌炎的发生率分别为 0.5%、2.4%、3.3%、2.4% 和 $1\%^{[5]}$。另一项研究中，PD-1 抑制剂单药、CTLA-4 抑制剂单药、CTLA-4 抑制剂联合 PD-1 抑制剂或 PD-L1 的 ICIs 相关心肌炎的发生率分别为 0.41%、0.07%、$1.3\%^{[12]}$。

3　ICIs 相关心肌炎的危险因素及预防措施

问题 1：ICIs 相关心肌炎的高危人群有哪些？

推荐意见 1：以下人群发生 ICIs 相关心肌炎的风险可能更高：ICIs 联合治疗（两种 ICIs 联合、ICIs 联合化疗或抗血管生成药物）、合并糖尿病、睡眠呼吸暂停或桥本甲状腺炎、有基础心脏疾病（如心力衰竭和急性冠脉综合征病史）、体重指数较高或高龄患者等。

主要证据：心肌炎发生风险与 ICIs 联合使用显著相关。相较于 ICIs 单药治疗，ICIs 联合治疗（两种 ICIs 治疗、ICIs 联合化疗和 ICIs 联合抗血管生成药物）的心肌炎发生率更高。一项纳入 51 项临床研究共 13 646 名患者的荟萃分析显示，与 ICIs 单药治疗相比，ICIs 联合治疗时的心血管 irAEs（包括心肌炎）发生率更高（ICIs 单药治疗为 3.1%；PD-1 抑制剂联合 CTLA-4 抑制剂治疗为 5.8%；ICIs 联合化疗为 3.7%）[13]。一项研究分析了美国食品和药品管理局（Food and Drug Administration，FDA）临床安全数据库的不良事件报告，发现在所有类型癌症患者中，与 ICIs 单药治疗［伊匹木单抗：比值比（OR）6.5（95%*CI* 4.2，10.0）；帕博利珠单抗：*OR* 24.1（95%*CI* 19.7，29.4）；纳武利尤单抗：*OR* 20.1（95%*CI* 17.1，23.7）］相比，ICIs 联合治疗与心肌炎的关联性更强［（伊匹木单抗联合纳武利尤单抗 *OR* 46.2（95%*CI* 38.2，55.9）；伊匹木单抗联合帕博利珠单抗 *OR* 45.5（95%*CI* 16.8，122.7）；帕博利珠单抗联合阿昔替尼 *OR* 36.9（95%*CI* 11.8，115.9）；阿维单抗联合阿昔替尼 *OR* 55.6（95%*CI* 13.4，222.3）］[14]。另一项研究分析了药物安全数据库中 ICIs 相关心肌炎的发生率，结果显示，与纳武利尤单抗相比，伊匹木单抗联合纳武利尤单抗的相关心肌炎发生率更高（0.06% *vs* 0.27%，*P*<0.001），且更严重[11]。

另外，合并糖尿病、睡眠呼吸暂停、桥本甲状腺炎、有心力衰竭病史或急性冠脉综合征病史的患者，发生 ICIs 相关心肌炎的风险也更高[5,15]。一项回顾性、多中心、真实世界、病例对照研究，纳入 35 名发生 ICIs 相关心肌炎患者作为治疗组，105 名接受 ICIs 治疗但未发生心肌炎的患者作为对照组。结果显示，与对照组相比，心肌炎病例组的体重指数（29.0±8.4 *vs* 26.0±

6.0，$P=0.02$）更高[5]，患糖尿病（34% vs 13%，$P=0.01$）和睡眠呼吸暂停（14% vs 3.8%，$P=0.04$）的患者比例更高。一项队列研究的风险预测模型结果显示，有心力衰竭病史［风险比（HR）:5.2（95%CI 1.4，18.7），$P=0.01$］、急性冠脉综合征病史［HR 4.06（95%CI 1.15，14.3），$P=0.03$］、合并桥本甲状腺炎［HR:15.9（95%CI 1.9，132.9），$P=0.01$］和年龄大于80岁［每增加一岁的 HR:1.07（95%CI 1.01，1.14），$P=0.02$］的患者，发生 ICIs 相关心肌炎的风险更高[15]。另一项评估 ICIs 相关心肌炎风险因素的研究显示，年龄>75岁［OR 7.61（95%CI 4.29，13.50），$P<0.001$］，以及同时使用纳武利尤单抗和伊匹木单抗治疗［OR 1.93（95%CI 1.19，3.12），$P=0.08$］的女性患者［OR 1.92（95%CI 1.24，2.87），$P=0.04$］，发生 ICIs 相关心肌炎的风险更高[16]。因此，对 ICIs 相关心肌炎高风险患者，建议进行密切监测，及时发现和治疗 ICIs 相关心肌炎。

问题2:ICIs 治疗前应如何管理患者以预防 ICIs 相关心肌炎?

推荐意见2-1:在 ICIs 治疗前推荐对患者进行基线评估，包括家族史、个人史、症状、体征、心肌损伤标志物、D-二聚体、心电图、超声心动图等。

推荐意见2-2:若患者存在心血管疾病史或基线评估结果异常，需请心血管科医师会诊协助评估，并对患者进行规范管理。患者合并自身免疫性疾病虽然不是 ICIs 治疗的绝对禁忌证，但合并自身免疫性疾病患者在使用 ICIs 后，会增加自身免疫性疾病活动和/或发生其他 irAEs 的机会;与 ICIs 开始前没有接受免疫抑制治疗的患者相比，接受免疫抑制治疗患者的总体生存更短。若患者在4周内发生急性冠脉综合征、急性失代偿性心力衰竭、慢性心力衰竭心功能Ⅳ级或急性肺栓塞，建议经规范治疗且病情稳定后再开始 ICIs 治疗，需密切关注其病情变化。

推荐意见2-3:不推荐常规使用糖皮质激素预防ICIs相关免疫不良反应，除非患者存在特殊适应证（如曾有输液反应或同步化疗）。

推荐意见2-4:推荐对计划接受ICIs治疗的患者进行药物不良反应教育，以便患者在发生irAEs时能自我识别并及时就医。

主要证据:在ICIs治疗前对患者进行基线评估有利于在ICIs治疗过程中监测患者的病情进展和变化，并早期识别和诊断ICIs相关心肌炎。研究发现，发生ICIs相关心肌炎的患者在接受ICIs治疗后其肌钙蛋白（cardiac troponin T或者cardiac troponin I，cTn），肌酸激酶（creatine kinase，CK），肌酸激酶同工酶（creatine kinase isoenzyme，CK-MB），利钠肽水平均有不同程度升高[17-19]。此外，心肌损伤标志物［包括cTn、CK、CK-MB和肌红蛋白（myoglobin，Mb）］异常往往早于临床症状的发生，且与疾病严重程度有关。因此建议在开始ICIs治疗前收集患者的基础病史（个人史和家族史），并进行全面的体格检查以评估是否存在心力衰竭或心血管疾病的症状或体征，同时完善心肌损伤标志物（评估亚临床型心肌损伤并为后续监测提供基线参照）、利钠肽、D-二聚体、心电图（评估是否存在心律失常和心脏传导系统疾病，为后续监测提供基线参照）和超声心动图（评估结构性心脏病并建立双心室功能和血流动力学基线参照）等检查[20-22]。若患者存在心血管疾病史或基线结果异常，需心血管科医师协助评估以及规范管理。

合并自身免疫性疾病的患者，在接受CTLA-4抑制剂治疗和（或）PD-1或PD-L1抑制剂治疗后均有自身免疫性疾病恶化案例发生[6,23,24]。一项回顾性多中心研究发现，在接受PD-1抑制剂（纳武利尤单抗或帕博利珠单抗）联合伊匹木单抗治疗且合并自身免疫性疾病的55名晚期黑色素瘤患者中，18名（33%）患者发生了自身免疫性疾病的恶化，包括类风湿性关节炎（4/7）、银屑病（3/6）、炎症性肠病（5/10）、干燥综合征（1/1）和多肌痛（1/1）等，8 名（44％）患者因此暂停 ICIs 治疗；与未进行免疫抑制治疗的患者相比，接受免疫抑制治疗的患者发生自身免疫性疾病恶化的可能性更高（*OR* 4.59，*P* = 0.03）；接受 ICIs 治疗前未曾接受免疫抑制治疗的自身免疫性疾病患者，其中位生存期（median overall survival，mOS）比接受免疫抑制的患者更长（31 个月 *vs* 11 个月，*P* = 0.005）[25]。另一项国际、多中心、回顾性研究也有类似发现，除银屑病和银屑病关节炎、类风湿性关节炎、炎症性肠病复发频率较高以外，14％（1/7）的红斑狼疮患者在 ICIs 治疗后发生了自身免疫性疾病恶化；79 名（71％）肿瘤患者在接受 ICIs 治疗后发生了自身免疫性疾病恶化和/或其他 irAEs，其中 47 名（42％）患者在接受 ICIs 治疗后发生 irAEs，53 名（47％）患者在 ICIs 治疗后自身免疫性疾病发作，但 53 名患者中只有 24（21％）名患者因此暂停 ICIs 治疗；与 ICIs 开始前没有接受免疫抑制治疗的患者相比，接受免疫抑制治疗患者的中位无进展生存期（median progression free survival，mPFS）更短（3.8 个月 *vs* 12 个月，*P* = 0.006）[26]。

此外，自身免疫性疾病的活动度可能会影响 irAEs 的发生[27]。一项回顾性研究发现，处于自身免疫性疾病非活动期的肿瘤患者接受 PD-L1 抑制剂治疗后，发生任意等级 irAEs 和 G3/G4 级 irAEs 的发生率分别为 64.3％和 8.6％，而处于活动期的患者分别为 73.3％和 13.3％；自身免疫性疾病非活动期和活动期患者的 *ORR* 分别为 38.1％（95％*CI* 24.4，56.6）和 50％（95％*CI* 23.0，76.9），mPFS 分别为 14.4 个月（95％*CI* 5.3，17.1）和 6.8 个月（95％*CI* 5.1，9.4），mOS 为 15.7 个月（95％*CI* 10.3，24.3）和 9.8 个月（95％*CI* 5.8，24.6）[28]。Menzies 等也有类似发现，与自身免疫性疾病非临床活动期的晚期黑色素瘤患者相比，处于自身免疫性疾病临床活动期的患者发生自身免疫性疾病恶化的患者比例更高（60% *vs* 30%，*P* = 0.039）[29]。因此，自身免疫性疾病处于缓解状态或低疾病活动度的患者若充分知情，且肿瘤科和风湿免疫科医师意见统一，可以考虑 ICIs 的治疗，但需密切监测随访，同时建议根据患者自身免疫性疾病的活动情况调整糖皮质激素使用[6,30]。

预防性应用糖皮质激素可能降低 ICIs 药物的抗肿瘤疗效[31]，且可能影响患者预后。一项回顾性、多中心、观察性研究分析了640 名采用 PD-1 抑制剂或 PD-L1 抑制剂初治的晚期非小细胞肺癌患者，其中 90 名（14%）患者在接受 PD-1 抑制剂或 PD-L1 抑制剂单药治疗的同时，每日接受≥10 mg 泼尼松，多因素回归分析显示，基线使用糖皮质激素与无进展生存期（progression free survival，PFS）（*HR* 1.3，*P* = 0.03）和总生存期（overall survival，OS）（*HR* 1.7，*P*＜0.001）下降有关[31]。因此，不推荐常规使用糖皮质激素预防 ICIs 相关免疫不良反应，除非患者存在特殊适应证（如曾有输液反应或同时化疗）[6]。

因 ICIs 相关心肌炎的致死风险高，推荐对计划接受 ICIs 治疗的患者进行药物不良反应教育，包括可能出现的 irAEs 及其临床特征，以便患者在接受 ICIs 治疗后自我识别 irAEs 并及时就诊[6]。

问题 3：ICIs 治疗过程中如何监测 ICIs 相关心肌炎的发生？

推荐意见 3-1：推荐在接受 ICIs 首剂治疗 7 天内随访患者的症状和体征，复查 cTn 和心电图，若与基线相似，之后每次 ICIs 用药前检查 cTn 和心电图等；ICIs 用药 3 个月内密切随访患者的症状和体征，推荐 ICIs 双周治疗的患者在第 2～9 个治疗周期内、ICIs 三周治疗患者在第 2～6 个治疗周期内，每次用药前接受症状和体征检查，复查心电图和 cTn，可考虑联合监测利钠肽、Mb 或 CK；3 个月后建议每次用药前监测患者症状和体征，复查心电图，有可疑指征时检查心肌损伤标志物、超声心动图等。

推荐意见 3 - 2:ICIs 治疗过程中推荐通过电话、门诊或互联网诊疗平台等多种手段定期监测患者的症状、体征、心电图和cTn 等。

主要证据:在接受 ICIs 治疗后，部分患者的心肌损伤标志物水平可能会发生变化，这些指标变化反映 ICIs 可能会造成急性和慢性心肌炎损伤[32]。一项回顾性、真实世界、队列研究纳入204 名接受 ICIs 治疗的患者（治疗组）和 205 名接受传统化疗的患者（对照组）。结果显示，ICIs 治疗组患者的平均 cTn 和利钠肽，相比治疗前基线水平显著升高，并在一个月左右达到峰值（cTn：0.0081 ± 0.0103 $\mu g/L$ vs 0.0267 ± 0.0102 $\mu g/L$，$P = 0.039$;利钠肽：104.0 ± 174.6 $\mu g/L$ vs 310.86 ± 2730.58 $\mu g/L$）后逐渐下降，在治疗第三或第四个月后，心肌损伤标志物水平再次升高;ICIs 治疗组心肌炎发生率为 1.47%（3/204），对照组患者中无心肌炎发生，且与对照组相比，ICIs 治疗组新发生的心电图 ST - T 异常率（$38/180$ vs $16/178$，$P = 0.001$）、利钠肽（$10/187$ vs $4/201$，$P = 0.076$）和 cTn（$9/203$ vs $2/201$，$P = 0.028$）水平异常发生率更高（超过正常值上限至少两倍）[32]。此外，治疗早期常规 cTn 监测可能有助于预测接受 ICIs 治疗患者的预后和死亡风险[33,34]。一项回顾性单中心研究分析了 23 名在 ICIs 治疗后发生 cTn 升高的严重心肌炎和亚临床心肌炎患者，结果显示，高水平 cTn（$P = 0.016$）、CK（$P = 0.013$）和 CK - MB（$P = 0.034$）与死亡率增加有关;定期监测组对比未定期每周监测 cTn 组，患者在就诊时 cTn 水平更低（$P = 0.022$）、开始糖皮质激素治疗的时间更短（$P = 0.053$）[34]。因此，推荐对接受ICIs 治疗的患者采取主动监测策略，包括对患者进行定期随访和监测。

多个研究显示，ICIs 相关心肌炎发生的中位时间为用药后 17～65 天不等[5,11,14,35,36]，一项系统性综述汇总了 2015～2021 年发表的 ICIs 相关心脏毒性病例报道数据，结果显示，ICIs 相关心肌炎的中位发生时间为 65 天，约 81% 的患者在 ICIs 治疗后的 3 个月内发生 ICIs 相关心肌炎[37]。中国人群中 ICIs 相关心肌炎发生的中位时间为用药后 38 天（2～420 天），且 81.2% 的患者在第 1～2 次 ICIs 用药时发生 ICIs 相关心肌炎。ICIs 治疗期间对患者进行定期监测，有助于早期发现包括 ICIs 相关心肌炎在内的免疫相关心血管不良事件并提供及时治疗。

4　ICIs 相关心肌炎的诊断和鉴别诊断

问题 4：哪些症状和体征可能提示心肌炎？

推荐意见 4：患者出现以下情况需警惕心肌炎可能：无法用其他原因解释的新发症状或体征，如心悸、胸痛、急性或慢性心力衰竭、心律不齐、心包炎、心包积液等；发生肌炎、重症肌无力、呼吸障碍、肝功能异常、甲状腺功能异常等 irAEs；相对基线的心肌损伤标志物水平升高，如 cTn、Mb、CK 及 CK - MB 升高等；心电图出现新发异常，如各种类型传导阻滞、ST - T 改变、QRS 波群增宽或心动过速等。

主要证据：ICIs 引起的心肌炎临床症状表现如下：无症状（无任何心血管症状）、轻微症状、明显症状和暴发性症状。ICIs 相关心肌炎常见症状包括呼吸短促、心悸、胸痛、水肿和乏力等[37-39]，典型心肌炎综合征还包括心包炎、心包积液等表现。一项分析 ICIs 相关心脏毒性的系统性综述汇总了 2015～2021 年发表的病例报道数据，结果显示，呼吸短促、心悸以及充血性心力衰竭的症状（如水肿、疲劳、虚弱等）在发生 ICIs 相关心肌炎的患者中最为常见[37]。约半数的 ICIs 相关心肌炎患者会合并其他 irAEs[5]，其中合并肌炎的患者比例约为 25%，合并重症肌无力的患者比例为 10%[8]。明显症状心肌炎患者可能伴发肌炎、呼吸功能障碍、肝功能异常和甲状腺功能异常等其他 irAEs；暴发性症状心肌炎患者起病急骤，病情进展迅速，常伴有血流动力学异常、心律失常如传导障碍或重症肌无力等其他症状[21,39,40]。

除上述临床表现外，心肌损伤标志物与基线相比异常升高（如 cTn、Mb、CK 及 CK－MB 升高等）和心电图出现新发异常（如各种类型传导阻滞、ST－T 改变、QRS 波群增宽或心动过速等）均提示可能发生心肌炎[41]，此时建议患者暂缓 ICIs 治疗，直至排除心肌炎。

问题 5：如何进行 ICIs 相关心肌炎的诊断？（附图 1）

推荐意见 5－1：当患者疑似发生 ICIs 相关心肌炎时，建议立即进行心血管科会诊，除详细询问症状和行体征检查外，推荐完善心电图、超声心动图、心肌损伤标志物（cTn、CK、CK－MB 和 Mb 等）、利钠肽、D－二聚体、天门冬氨酸氨基转移酶、白细胞计数、炎性标志物（红细胞沉降率、C 反应蛋白）、甲状腺功能、促肾上腺皮质激素（adrenocorticotropic hormone，ACTH）、皮质醇水平及可溶性生长刺激表达基因蛋白 2（soluble suppression of tumorigenicity 2，sST2）（可选）等检查。若上述项目结果较基线未变化，不推荐进一步行心脏磁共振（magnetic resonance imaging，MRI）检查。若上述结果出现异常，建议进行心血管科会诊。具体诊断流程参考图 1。

推荐意见 5－2：心脏 MRI 是诊断心肌炎的首选影像学方法，有条件可以行心脏 MRI 检查，必要时行心内膜心肌活检。

主要证据：心肌损伤标志物可以用于 ICIs 相关心肌炎的初步诊断。一项多中心登记数据库研究发现，在发生 ICIs 相关心肌炎的患者中，94% 的患者肌钙蛋白 I（cardiac troponin I，cTnI）升高，约 70% 发生利钠肽升高[5]。除上述指标外，部分患者存在 cTn 正常但肌酐升高[42]，或 sST2 和 D－二聚体升高的情况[43]。因此，cTn、CK、CK－MB、利钠肽和 D－二聚体等均可考虑用于 ICIs 相关心肌炎诊断[17-19]。若患者同时存在肌炎或检测到 CK－MB（或 CK）和肌钙蛋白 T（cardiac troponin T, cTnT）升高时，推荐复查 cTnI[18]。鉴于约半数的 ICIs 相关心肌炎患者会合并其他 irAEs，其中重症心肌炎患者可能伴发肌炎、肝功能异常和甲状腺功能异常等其他 irAEs[5,8]，因此，为避免漏诊心肌炎合并其他系统 irAEs，建议疑似心肌炎的患者完善 ACTH、皮质醇、甲状腺功能等检查，以排除其他 irAEs。此外，由于临床也存在以肌炎、肝炎或甲状腺炎作为首发症状就诊的心肌炎患者，为防止心肌炎漏诊，建议对有其他 irAEs 的患者进一步检查，以排除心肌炎。

心电图可以作为 ICIs 相关心肌炎的支持诊断。约 90％的心肌炎患者会出现心电图异常，其具体表现包括多种类型心律失常（窦性心动过速、心房颤动、房性或室性期前收缩、室上性心动过速、窦性停搏、房室传导阻滞、室内传导延迟或束支传导阻滞、室性心动过速或心室颤动、心脏停搏等）[44,45]、QT 间期延长、ST 段抬高、T 波倒置、R 波幅度减低、异常 Q 波、低电压等，但相对特异性表现为房室传导阻滞[5,19]。一项探究 ICIs 相关心肌炎心电图特征的病例对照研究，比较了 140 名 ICIs 相关心肌炎患者（试验组）和 179 名患者（对照组）在 ICIs 治疗前、治疗中、治疗后三个不同时间点的心电图指标，结果显示，相比于患者接受 ICIs 治疗前的 QRS 持续时间（99 ± 20 ms，P = 0.001）、对照组 ICIs 治疗期间的 QRS 持续时间（93 ± 19 ms，P＜0.001）和心肌炎发生前的 QRS 持续时间（97 ± 19 ms，P = 0.009），心肌炎发生时患者的 QRS 持续时间明显延长（110 ± 22 ms）。且每延长 10 ms，发生主要心脏不良事件的风险增加 1.3 倍（95％CI 1.07，1.61，P = 0.011）[46]。

超声心动图通常是评估心功能的一线影像学手段，一般用于急性或亚急性症状的患者，大约不到 50% 的 ICIs 相关心肌炎患者会出现左室射血分数（left ventricular ejection fraction，LVEF）下降，可能出现节段室壁运动异常、弥漫性左室收缩功能减退、心腔扩大或室壁增厚等改变[5]，但超声心动图对心肌炎诊断可能不具有特异性，特别是在患者收缩功能相对保留的情况下，其敏感度较低[47,48]。不过，研究表明无论 LVEF 是否正常，心肌炎患者左心室整体长轴应变（left ventricular longitudinal strain，LVLS）明显下降[49]。三维显像可提升心脏超声的诊断价值[50]。肿瘤治疗导致的心功能损伤患者中，左心室超声心动图三维斑点追踪显像测得的不同左心室段的三维左心室长轴应变（three dimensional left ventricular longitudinal strain，3D‑LVLS）平均值与血清高敏感 cTnT 水平相关，可以考虑作为诊断手段[51]。

心脏 MRI 是诊断心肌炎的首选影像学方法[21]，ICIs 相关心肌炎的心脏 MRI 与未接受 ICIs 治疗的癌症患者具有不同的特征。一项回顾性观察性研究分析了 33 名 ICIs 相关心肌炎患者和 21 名计划接受 ICIs 治疗的癌症患者（pre‑ICIs 组）的心脏 MRI，结果显示与 pre‑ICIs 组患者相比，ICIs 相关心肌炎患者中延迟钆增强发生率更高（82% vs 10%，$P<0.001$）[52]。

若无法进行心脏 MRI，正电子发射计算机断层显像（positron emission tomography/computed tomography，PET/CT）是一个很好的替代方案[37,53]，且该方法在检测 ICIs 相关心肌炎时的敏感性高，尤其是在心肌炎的早期阶段[54,55]。一项单中心回顾性研究分析了 11 名临床疑似 ICIs 相关心肌炎的患者，其中 9 名患者行 ^{68}Ga‑DOTATOC PET/CT 检查，8 名患者行心脏 MRI 检查，结果发现，所有行 PET/CT 检查的患者均提示心肌炎存在，3/8（38%）行心脏 MRI 的患者提示心肌炎病变存在；此外，在 6 名心肌炎伴肌炎的患者中，5 名 PET/CT 成像显示骨骼肌处见病理性吸收，提示 PET/CT 也可用于检测心肌炎并发肌炎[54]。与单

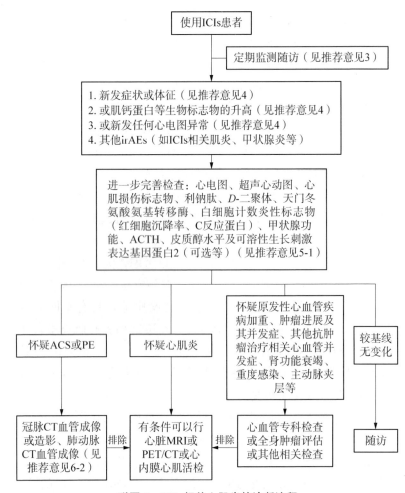

附图 1　ICIs 相关心肌炎的诊断流程
注：ACS，急性冠脉综合征；PE，肺栓塞。

独使用 PET/CT 或心脏 MRI 相比，同步心脏[18] 氟脱氧葡萄糖 PET/MR 在评估心肌炎方面可能具有补充价值[56]。

心内膜心肌活检是心肌炎诊断的金标准[41]，活检组织病理可见大量 T 淋巴细胞浸润，存在一定程度纤维化，传导系统也可受累[11,57]。然而由于活检具有侵入性，所以只有诊断有疑问或对初始治疗没有反应的患者，可考虑进行心肌内膜活检[58]。

问题 6：如何进行 ICIs 相关心肌炎的鉴别诊断？（见附图 1）

推荐意见 6 - 1：应考虑将 ICIs 相关心肌炎与其他疾病进行鉴别诊断，包括急性冠状动脉综合征、肺栓塞、原发性心血管疾病加重、肿瘤进展及其并发症、其他抗肿瘤治疗相关心血管并发症、肾功能衰竭、重度感染、主动脉夹层以及其他原因导致的心肌炎等（见附图 1）。

推荐意见 6 - 2：建议对患者进行心血管专科检查、全身肿瘤评估或其他检查，以排除已知心血管疾病或非心血管疾病可解释的症状或异常检测结果。鉴别诊断的方法包括但不限于：询问患者家族史和个人患病史、心肌损伤标志物检测、D - 二聚体检测、心脏 MRI、超声心动图、冠状动脉 CT 血管成像或造影、肺动脉 CT 血管成像等（见附图 1）。

主要证据：ICIs 相关心肌炎的诊断需排除已知心血管疾病或非心血管疾病可解释的症状或异常检测结果。

Veronese 等比较了 ICIs 相关心肌炎和非 ICIs 相关急性心肌炎的临床表现和特征，纳入分析的 88 名 ICIs 相关心肌炎患者中，53 例数据来源于病例报告，35 例来源于一项观察性研究。443 名非 ICIs 相关急性心肌炎患者数据来源于一项多中心注册数据库。结果显示 ICIs 相关心肌炎和非 ICIs 相关急性心肌炎患者的 cTn 或 CK - MB 水平均会上升（病例报告、观察性研究和多中心注册数据库分析研究中 cTn 或 CK - MB 水平上升的患者比例分别为 97% *vs* 94% *vs* 99%），但 ICIs 相关心肌炎患者出现心肌延迟钆增强的比例低于非 ICIs 相关急性心肌炎患者（病例报告、观察性研究和多中心注册数据库分析研究分别为 65% *vs* 64% *vs* 100%）。因此可以通过心脏 MRI 对二者进行鉴别诊断[59]。

ICIs 相关心肌炎与病毒性心肌炎的心脏 MRI 也具有不同特征。一项回顾性观察性研究分析了 33 名 ICIs 相关心肌炎患者和 85 名病毒性心肌炎患者的心脏 MRI 特征，结果显示，与病毒性心肌炎患者相比，ICIs 相关心肌炎患者的延迟钆增强发生率更低（82% *vs* 100%，$P<0.001$），且延迟强化更多见于室间隔和中壁层（分别为 48% *vs* 29%，$P<0.001$ 和 33% *vs* 2%，$P<0.001$）[52]。

急性冠状动脉综合征与部分 ICIs 相关心肌炎在临床表现、心电图以及心肌损伤标志物变化等方面类似，若无法鉴别，需心血管科会诊；若心电图符合 ST 段抬高型心肌梗死，需进行急诊冠状动脉造影以确诊。

此外，肺栓塞的症状、心电图以及心肌损伤标志物变化等方面也与 ICIs 相关心肌炎类似，但可以通过监测 *D* -二聚体进行鉴别诊断，若 *D* -二聚体阳性，可根据肺栓塞可能性评分和诊断流程图，结合血气分析、超声心动图、静脉超声结果，必要时行肺动脉 CT 血管成像检查进行鉴别。

其他原因导致的心功能不全或心力衰竭，包括遗传性心肌病、先天性心脏病、既往心血管疾病进展或服用其他导致心力衰竭的药物或毒素等，这些情况通常利钠肽水平明显升高，cTn 无升高或轻微升高，可以通过家族史、个人疾病史和心脏 MRI 检查进行鉴别诊断。其他原因所致心律失常，包括使用其他抗肿瘤药物、离子紊乱、既往心血管疾病进展、邻近肿瘤压迫等，通常表现为 cTn 水平无升高，部分患者可能伴利钠肽轻度升高。

此外，可以通过超声心动图排除瓣膜病或其他心肌病（扩张型、肥厚型或限制性）[21]。cTn、CK 水平检测和肌电图可以用于排除并发肌炎，特别是联合免疫抑制治疗的患者[58]。

5　ICIs 相关心肌炎的临床分型与治疗

问题 7：ICIs 相关心肌炎应如何进行临床分型？（附表 1）

推荐意见 7：结合临床表现和辅助检查结果，ICIs 相关心肌炎由轻至重可分为亚临床心肌损伤、轻症型 ICIs 相关心肌炎、重症型 ICIs 相关心肌炎和危重型 ICIs 相关心肌炎四种临床分型（表 1）。还可根据糖皮质激素治疗后 cTn 的变化情况，建议将 ICIs 相关性心肌炎患者分为激素抵抗型和激素敏感型两种类型。

主要证据：一项关于 ICIs 相关心肌炎诊断的系统性综述汇总了 2011～2018 年发表的 46 例病例报告、4 个病例系列和一项观察性研究数据，结果显示大多数 ICIs 相关心肌炎患者的心肌损伤标志物升高：在收集了心肌损伤标志物数据的患者中，约 98％的患者 cTnT 和/或 cTnI 升高，约 87％的患者利钠肽升高，100％患者的 CK 升高；且 cTnT、cTnI 和 CK 水平与病情严重程度呈正相关[19]。临床一般根据患者日常活动是否会引起临床症状以及心肌损伤标志物和/或心电图是否异常将 ICIs 相关心肌炎由轻至重依次表现为亚临床心肌损伤、轻症型 ICIs 相关心肌炎、重症型 ICIs 相关心肌炎和危重型 ICIs 相关心肌炎四个等级。如表 1 所示，亚临床心肌损伤，表现为患者日常活动不会引起临床症状，仅表现为 cTn 轻度升高，但无其他心肌损伤标志物升高，且其他辅助检查均无异常。轻症型 ICIs 相关心肌炎，患者日常活动可引起诸如乏力、气短等非特异性的轻微症状；或有心肌损伤标志物（cTn、CK、CK-MB、天门冬氨酸氨基转移酶）和利钠肽轻度升高；或心电图轻度异常，包括新发窦速、房性心律失常、非特异性 ST-T 改变；但不伴有超声心动图或心脏 MRI 心肌结构和功能异常。重症型 ICIs 相关心肌炎，患者日常活动即可引起乏力、心悸、胸痛、肌肉酸痛等明显症状，但不伴有血流动力学改变；或心肌损伤标志物（cTn、CK、CK-MB、天门冬

附表 1　ICIs 相关心肌炎的临床分型标准

临床分型	判断标准
亚临床心肌损伤	以下三条均需符合[6,20,21,58,60,61]： (1) 患者日常活动不会引起临床症状 (2) 仅表现为 cTn 轻度升高，但无其他心肌损伤标志物升高 (3) 其他辅助检查均无异常
轻症型	符合以下条件可判断[6,20,58,60,61]： (1) 日常活动可引起诸如乏力、气短等非特异性的轻微症状 (2) 心肌损伤标志物（cTn、CK、CK-MB、大门冬氨酸氨基转移酶）和利钠肽轻度升高[62] (3) 心电图轻度异常，包括新发窦速、房性心律失常、非特异性 ST-T 改变 (4) 不伴有超声心动图或心脏 MRI 心肌结构和功能异常
重症型	符合以下条件可判断[6,20,22,58,60,61]： (1) 日常活动即可引起乏力、心悸、胸痛、肌肉酸痛等明显症状，但不伴有血流动力学改变 (2) 心肌损伤标志物（cTn、CK、CK-MB、天门冬氨酸氨基转移酶）和利钠肽明显升高 (3) 心电图新出现Ⅰ-Ⅱ度房室传导阻滞、束支传导阻滞、室内传导阻滞、频发室性早搏，QT 延长、或出现广泛 ST 段抬高及 T 波改变、R 波振幅降低甚至异常 Q 波，但排除急性心肌梗死 (4) 伴有超声心动图或心脏 MRI 心肌结构和功能异常
危重型	符合以下条件可判断[6,20,22,58,60,61]： (1) 低于日常活动量甚至静息状态即出现无法耐受的症状，如呼吸功能障碍、心力衰竭、心源性休克等，血流动力学不稳定，危及生命 (2) 心肌损伤标志物（cTn、CK、CK-MB、天门冬氨酸氨基转移酶）和利钠肽显著升高 (3) 超声心动图或心脏 MRI 可见明显心脏结构异常，伴随明显的收缩和舒张功能受限 (4) 心电图新出现严重心律失常，包括室性心动过速，心室颤动，或高度和Ⅲ度房室传导阻滞需安装临时起搏器

氨酸氨基转移酶）和利钠肽明显升高;或心电图新出现 I - II 度房室传导阻滞、束支传导阻滞、室内传导阻滞、频发室性早搏,QT 延长,或出现广泛 ST 段抬高及 T 波改变、R 波振幅降低甚至异常 Q 波,但排除急性心肌梗死;或伴有超声心动图或心脏 MRI 心肌结构和功能异常。危重型 ICIs 相关心肌炎,患者低于日常活动量甚至静息状态即会出现无法耐受的症状,如呼吸功能障碍、心力衰竭和心源性休克等,患者血流动力学不稳定,危及生命;或心肌损伤标志物（cTn、CK、CK - MB、天门冬氨酸氨基转移酶）和利钠肽显著升高;或超声心动图或心脏 MRI 可见明显心脏结构异常,伴随明显的收缩和舒张功能受限;或心电图新出现严重心律失常,包括室性心动过速、心室颤动或高度和 III 度房室传导阻滞,需安装临时起搏器[6,20-22,60,61]。

此外,一项纳入了 24 例 ICIs 相关心肌炎患者的回顾性研究,基于激素减量期间 cTnT 变化的情况将 ICIs 相关心肌炎患者分为激素敏感型和激素抵抗型[62],其中:①激素敏感型:糖皮质激素规范减量期间,cTnT 稳定或下降[62];②激素抵抗型:糖皮质激素规范减量期间,cTnT 持续升高[62]。无独有偶,2022 年欧洲心脏病学会年会颁布的《2022 ESC 肿瘤心脏病学指南》也对激素抵抗型 ICIs 相关心肌炎（steroid-resistant ICI-associated myocarditis）进行了定义,即接受至少 3 天糖皮质激素和其他心脏相关治疗后,发生下列任一情况:①cTn 无显著降低（降低幅度小于峰值的 50%）;②房室传导阻滞、室性心律失常或左心室功能不全仍持续存在[63]。对于激素抵抗型心肌炎的治疗,应考虑强化免疫抑制方案或二线免疫抑制方案。

问题 8:ICIs 相关心肌炎的治疗原则、首选治疗及注意事项是什么?

推荐意见 8:若患者发生 ICIs 相关心肌炎,首先暂缓 ICIs 治疗,建议请心血管科医师会诊,必要时组建多学科团队会诊,同时完善各项辅助检查。对于确诊为 ICIs 相关心肌炎的患者，建议首选糖皮质激素治疗，并根据 ICIs 相关心肌炎的临床分型制定糖皮质激素初始治疗剂量及后续剂量调整方案。糖皮质激素治疗期间应严密监测心肌损伤标志物、心功能指标及并发症，以及时调整治疗策略（附图 2）。

主要证据： ICIs 相关心肌炎一旦发生，均应暂缓 ICIs 治疗，完善心肌损伤标志物（主要包括 cTn、Mb、CK‐MB 和 CK）、利钠肽、天门冬氨酸氨基转移酶、D‐二聚体、白细胞计数、炎性标志物（红细胞沉降率、C 反应蛋白）、心电图和超声心动图等检查，条件允许时可行心脏 MRI 检查[6,20,61]。全面评估 ICIs 相关心肌炎的临床分型，根据不同分型进行相应治疗（附图 2）。

系统性综述的结果显示，糖皮质激素治疗是 ICIs 相关心脏毒性的最佳治疗选择[37]。一项多中心登记研究，纳入了 8 个中心 35 例 ICIs 相关心肌炎患者数据进行分析，结果显示 89％的患者接受了糖皮质激素治疗，且高剂量的激素治疗可能与较好的预后相关[5]。另一项多中心研究纳入了 23 个中心 126 例接受糖皮质激素治疗的 ICIs 相关心肌炎患者进行研究，结果显示较高的初始剂量和较早使用糖皮质激素与 ICIs 相关心肌炎的心脏结局改善相关[64]。

亚临床心肌损伤患者，应加强监测临床表现的进展情况，48～72 h 后首次随访 cTn。若 cTn 下降或升高不超过 50％（稳定型亚临床损伤），则持续观察随访，直至其恢复至基线水平；若 cTn 升高超过 50％（不稳定型亚临床损伤），则应给予泼尼松 0.5～1 mg/kg/d 或其他等效药物治疗，持续治疗 3～5 天后开始减量[6,20]。首次减量 25％～40％，后续每周减量 5 mg，减量过程不少于 4～6 周，期间每周复查 cTn[20]。

轻症型 ICIs 相关心肌炎患者，建议请心血管科医师会诊，同时给予甲泼尼龙 1～2 mg/kg/d 或其他等效药物治疗，治疗 48～72 h 后首次随访 cTn。对糖皮质激素治疗反应较好的激素敏感型患者，治疗 3～5 天后，予以糖皮质激素缓慢撤退和减量，每 3～5 天减量 25%～40%，减至 40 mg/d 及以下时调整为口服等效泼尼松，继而每周减量 5 mg 直至停药。

重症型 ICIs 相关心肌炎患者建议永久停用 ICIs，立即卧床休息，请心血管科医师会诊；推荐给予 500 mg 甲泼尼龙（或其他等效药物）和 0.4 g/kg/d 丙种球蛋白（有条件时）进行治疗。治疗 48～72 h 后首次随访 cTn，如 cTn 较基线下降，症状好转，可逐渐减量。对糖皮质激素治疗反应较好的激素敏感型患者，治疗 3～5 天后，予以激素缓慢撤退和减量，每 3～5 天激素用量减半，减量至 2 mg/kg/d 后则每 3～5 天减量 25%～40%，减至 40 mg/d 及以下时调整为口服等效泼尼松龙，继而每周减量 5 mg 直至停药，每次减量前均需监测 cTn。

对于轻症型和重症型患者，若初始糖皮质激素治疗后 cTn 无下降和/或症状无缓解，或者在糖皮质激素规范减量过程中 cTn 持续上升或症状加重，评估为激素抵抗型心肌炎时，建议尽快加用强化免疫抑制治疗，后续考虑降低糖皮质激素减药幅度和延长减药时间间隔。若患者接受强化免疫抑制治疗后，症状仍无缓解，cTn 持续上升，则提示预后不佳[6,20]。对于重症型患者，若存在大剂量糖皮质激素冲击治疗禁忌（如消化性溃疡、上消化道出血、重症感染或糖尿病血糖控制不佳等），可尝试甲泼尼龙 1～2 mg/kg/d 和 0.4 g/kg/d 丙种球蛋白（有条件时）及直接进行强化免疫抑制治疗。

危重型 ICIs 相关心肌炎患者建议永久停用 ICIs，卧床休息，多学科团队会诊（心血管科、危重症医学科等），给予 ICU 级别监护；建议立即给予甲泼尼龙 500～1000 mg/d 冲击治疗联合丙种球蛋白 0.4 g/kg/d 治疗，以及直接联合强化免疫抑制治疗；高度和Ⅲ度房室传导阻滞建议安装临时起搏器;危重症患者应及时给予联合血浆置换和/或生命支持治疗（循环支持、呼吸支持和肾脏替代);治疗期间需每天监测 cTn。对激素治疗反应较好的激素敏感型患者，治疗 3～5 天后，予以糖皮质激素缓慢撤退和减量，每 3～5 天糖皮质激素用量减半，减量至 2 mg/kg/d 后则每 3～5 天减 25%～40%，减至 40 mg/d 及以下时调整为口服等效泼尼松龙，继而每周减量 5 mg 直至停药，每次减量前均需监测 cTn。若在上述联合治疗后症状不缓解、cTn 无变化或升高，或是在糖皮质激素减量过程中症状加重、cTn 持续升高，均提示预后不佳[6,20]。

糖皮质激素治疗期间除监测心肌损伤标志物和心功能指标外，还需严密监测预防高血糖、高血压、低钙血症、深静脉栓塞、骨质疏松以及由细菌、真菌、病毒和肺孢子虫导致的继发感染等并发症[6,20]。有研究表明在接受治疗的肿瘤患者中，sST2 与多种心肌损伤标志物相关，可能具有预后预测价值，可考虑在治疗中进行监测[43]。

一项纳入 126 例 ICIs 相关心肌炎患者的多中心回顾性登记研究结果显示，与 24～72 小时和 72 小时以后启用糖皮质激素治疗相比，24 小时内启用糖皮质激素治疗能够更好的降低 cTn 峰值 (32.4% *vs* 66.7% *vs* 41.4%，*P* = 0.026)，相比中剂量 (60～500 mg/d)、低剂量 (<60 mg/d) 糖皮质激素，接受高剂量 (501～1000 mg/d) 糖皮质激素治疗的 ICIs 患者的心血管事件发生率更低 (高剂量 *vs* 中剂量 *vs* 低剂量 = 22.0% *vs* 54.6% *vs* 61.9%，*P*<0.001);因此，建议 ICIs 相关心肌炎患者应尽早启用糖皮质激素治疗，并酌情考虑使用高剂量治疗[64]。高剂量糖皮质激素治疗 24～48 h 内患者病情无改善时，建议调整免疫抑制治疗方案。

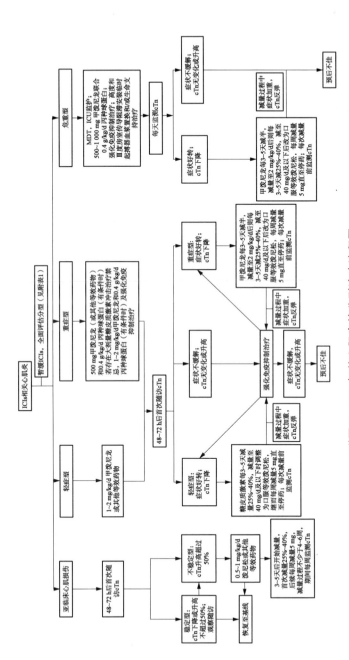

附图 2 ICIs 相关心肌炎的分型治疗流程图

注:MDT,多学科会诊;ICU,重症监护室;泼尼松;甲泼尼龙,又名强的松;甲基强的松;甲泼尼龙,又名甲强龙或甲基氢化泼尼松;泼尼松 5 mg=甲泼尼龙 4 mg。

问题 9：ICIs 相关心肌炎的其他治疗方式及其适应人群有哪些？

推荐意见 9：除糖皮质激素外，ICIs 相关心肌炎的治疗选择还包括：①化学药物（吗替麦考酚酯和他克莫司）、小分子靶向药物（托法替布）、生物制剂（英夫利昔单抗、托珠单抗、阿仑单抗、抗胸腺细胞球蛋白和阿巴西普）和免疫球蛋白等药物治疗方案；②生命支持治疗以及有条件时可行血浆置换和淋巴细胞清除等非药物治疗方案。

主要证据：已有研究报道对于糖皮质激素治疗失败后有如下表现的患者可进行强化免疫抑制治疗：①心力衰竭综合征出现、持续和恶化，或左心室射血分数降低的患者；②室性心律失常或严重心电传导异常出现、持续或加重的患者；③糖皮质激素治疗 3 天以上，cTn 没有降低或 cTn 升高的患者；④存在严重的非心脏相关的 irAEs 或者由于没有其他适合治疗方案导致临床医生启用强化免疫抑制治疗的患者[65]。但尚无证据表明糖皮质激素治疗失败后哪种方案最佳[60]，因此需根据临床实际情况和用药经验来选择合适的治疗方案[6,60]。

化学药物治疗：①吗替麦考酚酯建议与糖皮质激素联合应用，0.5～1.0 g/次，每 12 小时 1 次[6,22,58]。一项报告了 6 例 ICIs 相关心肌炎的病例系列中，其中 2 例患者治疗方案中加用了吗替麦考酚酯：一例患者的治疗方案为甲泼尼龙（1000 mg/d）静脉注射 3 天，然后减量至 1 mg/kg 给药 7 天，继而改用口服泼尼松治疗，3 周后加用吗替麦考酚酯 1500 mg 每天两次口服，治疗 6 周后患者的 CK 和高敏 cTnT（hs‐TnT）恢复正常；另一例患者在甲泼尼龙（2 mg/kg）静脉注射 4 天，由于心肌酶未下降，调整为 1000 mg/d 静脉注射，3 天后加用吗替麦考酚酯 1000 mg 每天两次口服，治疗 1 个月后，患者 LVEF 从 35% 提高到 50%[66]。另一项病例报告报道了一例发生 ICIs 相关心肌炎的子宫内膜癌患者，在大剂量甲泼尼龙（1000 mg/d）治疗 3 天后，调整为 1.5 mg/kg 泼尼松联合吗替麦考酚酯 1000 mg 每天两次口服，2 个月后患者射血分数由 35％提高至 59％[67]。②他克莫司亦建议与糖皮质激素联合应用，需在有经验的医生指导下应用，且需要监测血药浓度[6,22,58]。由于其他药物的使用受限于患者的共病情况，吗替麦考酚酯和他克莫司通常可用于治疗复杂性 ICIs 相关心肌炎[68]。

小分子靶向药物托法替布 5 mg/次，每天 2 次，可考虑用于激素抵抗型 ICIs 相关心肌炎的治疗[62]。对前期接受过糖皮质激素治疗且疗效不佳的 ICIs 相关心肌炎患者的回顾性研究结果表明，托法替布能够提升激素抵抗型患者的临床获益，56.3％的激素抵抗型 ICIs 相关心肌炎患者（9/16）联合使用托法替布后，心肌炎症状好转，cTn 水平恢复至正常[62]。

生物制剂治疗：①英夫利昔单抗：首次剂量 5 mg/kg 静脉推注，可在 2～6 周后第二次用药[6]。合并免疫性肝炎的患者禁用英夫利昔单抗治疗[6]。由于英夫利昔单抗可能会诱发心力衰竭[69]，并可能增加患者心血管死亡风险[65]，因此合并中重度心力衰竭，即心功能Ⅲ～Ⅳ级且 LVEF≤35％的患者用量不宜超过 5 mg/kg[6]。②托珠单抗：有病例报告报告了一例接受纳武利尤单抗联合伊匹木单抗治疗后发生 ICIs 相关心肌炎的非小细胞神经内分泌癌患者，在糖皮质激素治疗失败后，加用托珠单抗联合治疗，每周 8 mg/kg 静脉注射，共注射 2 次，在激素减量后未出现心脏或心肌炎相关不良事件复发[70]。③阿仑单抗：一例接受帕博利珠单抗治疗后发生 ICIs 相关心肌炎的黑色素瘤患者的病例报告显示，激素、吗替麦考酚酯和利妥昔单抗治疗重症 ICIs 相关心肌炎失败后，加用阿仑单抗 30 mg，能够使患者心室功能恢复正常，在利妥昔单抗、糖皮质激素和吗替麦考酚酯减量过程中未出现任何心脏不良事件，且 ICIs 相关心肌炎发生后 4 个月的影像学随访显示肿瘤完全缓解[71]。④抗胸腺细胞球蛋白:有病例报告报道了一例纳武利尤单抗治疗后发生暴发性 ICIs 相关心肌炎的胶质母细胞瘤患者,在激素和英夫利昔单抗治疗失败后,采用马抗胸腺细胞球蛋白(第 1 天 500 mg,第 2~4 天以 250 mg 的增量滴定进行剂量调整,以维持 CD2/3 在 50~100/μL 水平)联合口服泼尼松 100 mg/d 治疗,获得了病理和临床改善,进而接受放射治疗且 6 个月后 MRI 显示肿瘤无进展[72]。然而,抗胸腺细胞球蛋白的剂量和疗程尚未明确,治疗时应遵循个体化原则,尽量监测 T 淋巴细胞亚群计数,同时加强不良反应监测并预防机会性感染[6]。⑤阿巴西普:虽有病例报告显示,阿巴西普每 2 周 500 mg 静脉注射,共注射 5 次的方案成功治疗了一例激素联合血浆置换治疗失败的 ICIs 相关心肌炎患者,使其 cTn 水平迅速下降、心室过度应激情况 3 周内消退、LVEF 恢复正常、心肌炎症状逐渐减轻,且在阿巴西普治疗 1 个月后的影像学检测显示肿瘤未进展[73],但由于阿巴西普可能具有在促肿瘤生长风险,建议仅在其他治疗方案无效的重症型和危重型 ICIs 相关心肌炎患者中考虑应用[6]。

静脉注射免疫球蛋白,总量 2 g/kg,前 2 天每天 20~40 g,第 3 天开始每天 10~20 g,连用 5~7 天后停用[6,40]。虽然尚缺乏前瞻性临床试验的证据,但有小样本研究回顾性分析了 6 例急性暴发性心肌炎患者的临床资料,结果显示患者在接受免疫球蛋白治疗后,耐受良好,LVEF 从基线时的 21.7±7.5% 提高到出院时的 50.3±8.6%($P=0.005$),且在中位时间为 13.2 个月(范围:2~24 个月)的随访中,无患者因充血性心力衰竭再入院,提示了静脉注射免疫球蛋白对 ICIs 相关心肌炎可能有效[74]。

血浆置换和淋巴细胞清除主要用于治疗 ICIs 所致神经系统不良反应,但临床实践中也可考虑用于 ICIs 相关心肌炎的治疗,建议有条件时可以行血浆置换和淋巴细胞清除。

生命支持治疗包括循环支持、呼吸支持和肾脏替代等三个方面[6,40]，主要包括主动脉内球囊反搏、体外膜肺氧合、呼吸机辅助呼吸和临时起搏器植入等措施[40,75]。

建议根据药物可及性和临床医师的用药经验选择联合治疗方案。若选择糖皮质激素联合化学药物方案，不推荐同时使用吗替麦考酚酯和他克莫司；若选择糖皮质激素联合 2 种生物制剂，则可考虑糖皮质激素联合抗胸腺细胞球蛋白（或阿巴西普）和英夫利昔单抗的治疗方案[6]。

联合治疗方案的选择还需综合考虑 ICIs 相关心肌炎的临床分型及对糖皮质激素治疗的反应。轻症型 ICIs 和重症型 ICIs 相关心肌炎患者若糖皮质激素初始治疗后症状不缓解、cTn 无下降，或糖皮质激素减量过程中症状加重、cTn 持续上升，均推荐加用强化免疫抑制治疗。危重型 ICIs 相关心肌炎患者建议直接采用强化免疫抑制治疗方案。若条件许可，危重型 ICIs 相关心肌炎患者可考虑联合血浆置换和生命支持治疗等措施（见附图 2）[6]。

对 ICIs 相关心肌炎的治疗仍在不断探索中，在小鼠模型中已经证明西红花总苷一定程度上可以改善 ICIs 相关心肌炎[76]，这一研究结果可能为 ICIs 相关心肌炎提供一种新的治疗选择。与此同时，多学科联合诊疗模式为 ICIs 相关心肌炎的治疗带来更多选择和更完备的治疗方案。

问题 10：ICIs 相关心肌炎治疗过程中其他注意事项？

推荐意见 10：ICIs 相关心肌炎治疗过程中建议监测肿瘤及其他原有疾病的进展，预防并发症的发生。

主要证据：ICIs 相关心肌炎治疗过程中，建议关注包括肿瘤和心血管疾病在内的原有疾病的进展，预防治疗相关并发症，如高血糖、高血压、电解质紊乱、水钠潴留、低钙血症、深静脉栓塞、骨质疏松、肥胖以及继发细菌、真菌、病毒、肺孢子肺炎和疱疹复发机会感染等[6,20]。连续使用 4 周及以上"泼尼松 20 mg 或等效剂量，每天一次"治疗方案的患者，建议采取预防卡氏肺孢子肺炎的治疗；连续使用 6～8 周及以上"泼尼松 20 mg 或等效剂量，每天一次"治疗方案的患者，建议实施预防真菌感染的措施[22]。在 ICIs 相关心肌炎的糖皮质激素治疗过程中，除急性胃黏膜病变、消化性溃疡等治疗适应症可予质子泵抑制剂治疗外，其余情况需谨慎使用质子泵抑制剂，因其可能缩短患者的生存期[77]。如需预防消化性溃疡，建议使用 H2 受体拮抗剂和胃黏膜保护剂[6]。另外，长期使用糖皮质激素治疗的患者还需谨防骨质疏松发生，应补充维生素 D 和钙剂[22]。

6 ICIs 相关心肌炎监测、转归与治疗重启

问题 11：ICIs 相关心肌炎应如何监测与随访？

推荐意见 11：ICIs 相关心肌炎的病情发展迅速且死亡率较高，在心肌炎症状缓解期间也应进行定期监测和随访。推荐在糖皮质激素减量期间每周监测 1 次患者的症状体征、心电图和心肌损伤标志物；在糖皮质激素停用的 3 个月内，至少每 2～3 周监测一次患者症状体征、心电图和心肌损伤标志物。

主要证据：一项病例报告报道了 1 名黑色素瘤患者，经纳武利尤单抗联合伊匹木单抗治疗后发生 ICIs 相关心肌炎，患者在应用 1 mg/kg/d 甲泼尼龙一周后，症状得到临床改善，在第二周和第八周复查时，患者的 LVEF 已从 15％提高至 25％和 30％，临床症状完全消退；在糖皮质激素减量期间，每周或每两周进行一次超声心动图，密切监测患者心脏功能[78]。另一名接受纳武利尤单抗联合伊匹木单抗的患者也在 ICIs 治疗后发生了 ICIs 相关心肌炎，在大剂量静脉注射糖皮质激素 3 天后，cTnI 水平显著下降，但在停用糖皮质激素治疗后 cTnI 水平迅速飙升，后在长达 5 个月的泼尼松 10 mg/d 治疗后，cTnI 水平逐渐恢复正

常[79]。因此，在心肌炎症状缓解期间也应进行定期监测和随访。

ICIs 相关心肌炎的主要临床结局为心血管死亡、心脏骤停、心源性休克和完全性心脏传导阻滞[77]，死亡率为 39.7% ～66%[4,8]。一项观察性研究分析了 48 名发生 ICIs 相关心肌炎的患者，并根据临床表现将患者分为暴发性心肌炎、临床型心肌炎和亚临床型心肌炎 3 组进行分析，暴发性心肌炎特征为血流动力学不稳定或心电不稳定，结果显示，相比于临床型和亚临床型心肌炎，暴发性心肌炎组患者的心血管死亡率最高（87.5% *vs* 4.0% *vs* 0.0%，$P < 0.01$），且所有发生 ICIs 相关心肌炎患者的心血管死亡率为 16.7%[80]。

此外，ICIs 治疗后发生 irAEs 的患者总体预后优于未发生 irAEs 的患者[81,82]。一项多中心、回顾性队列研究分析了 623 名接受 ICIs 治疗的非小细胞肺癌患者，结果显示，与 ICIs 治疗过程中未发生 irAEs 的患者相比，发生 irAEs 患者（包含心肌炎）的 OS [校正后单系统及多系统 irAE 的 *HR* 分别为：0.86（95% *CI* 0.66，1.12），$P = 0.26$；0.57（95% *CI* 0.38，0.85），$P = 0.005$] 和 PFS [校正后单系统及多系统 irAE 的 *HR* 分别为：0.68（95% *CI* 0.55，0.85），$P = 0.001$；0.39（95% *CI* 0.28，0.55），$P < 0.001$] 均改善[81]。

问题 12：ICIs 治疗重启的条件及其注意事项是什么？

推荐意见 12 - 1：任何分型 ICIs 相关心肌炎，在未彻底治愈之前不推荐重启 ICIs 治疗。亚临床心肌损伤患者在心肌损伤标志物恢复基线水平后可考虑重启 ICIs 治疗，轻症型 ICIs 相关心肌炎患者在心肌损伤标志物恢复基线水平后慎重再次进行 ICIs 治疗，重症型 ICIs 相关心肌炎和危重型 ICIs 相关心肌炎患者需永久停用 ICIs 治疗。

推荐意见 12 - 2：无其他可替代治疗的患者，需由心血管科和肿瘤科医师共同讨论后决定是否重启 ICIs 治疗。接受 1 种 ICIs

治疗的亚临床心肌损伤患者，在继续 ICIs 治疗后再次出现持续进展的亚临床心肌损伤，可考虑在再次治愈后更换其他 ICIs；原方案为 PD‑1 或 PD‑L1 抑制剂联合 CTLA‑4 抑制剂治疗的患者，可以考虑更改为 PD‑1 或 PD‑L1 抑制剂单药治疗。所有重启 ICIs 治疗的患者需密切监测其症状变化，并增加心肌损伤标志物的监测频率。

主要证据： 发生 ICIs 相关心肌炎的患者，在心肌炎治愈后重启 ICIs 治疗，心肌炎复发的可能性取决于首次心肌炎的严重程度[35]。一项队列研究分析了 ICIs 治疗重启后不同 irAEs 的复发率对 ICIs 终止治疗的影响。研究发现，初始 irAEs 为 ICIs 相关心肌炎的 3 名患者在重启 ICIs 治疗后，无患者在随访时间内出现心肌炎复发[35]。Marion Allouchery 等发现，2 名患者在既往 ICIs 治疗时因为发生 3/4 级 ICIs 相关心肌炎而暂停治疗，在重启治疗后，1 名患者出现心肌炎复发[83]。另一项病例报告中也报道了一例发生 ICIs 相关心肌炎的患者在心肌炎治愈后成功重启 ICIs 治疗，且该患者在治疗期间和随访 11 个月内没有发生心血管并发症[84]。一项回顾性研究分析了在 ICIs 治疗期间发生了 ICIs 相关心肌炎的 7 名患者，其中有 3 名患者在同时使用低剂量糖皮质激素和每周监测 cTn 的情况下重启 ICIs 治疗，ICIs 相关心肌炎分级为Ⅰ级和Ⅱ级（分级标准参考 2018 ASCO 指南[85]）的 2 名患者重启治疗成功，在重启治疗期间肿瘤缓解且无心血管症状复发，分级为Ⅲ级的 1 名患者在第一轮重启治疗后心血管症状恶化，永久停用了 ICIs 治疗[86]。

若患者无其他可替代的抗肿瘤治疗方案，是否重启 ICIs 治疗需要结合患者情况进行多学科会诊，包括癌症状况、既往治疗效果、心脏毒性严重程度、免疫治疗后毒性消退和患者偏好等[6,87]。

ICIs 相关心肌炎为高致死性免疫不良反应，早期识别、准确分型和规范治疗能够及时发现轻症患者,改善重症患者不良预后。然而,由于 ICIs 相关心肌炎的诊疗路径尚处于探索阶段,对此需要肿瘤相关专科医师与心血管医师在诊疗过程中共同合作,通过建立多学科联合机制,成立专业的肿瘤心脏病学团队,制定规范的诊疗流程,一起努力为 ICIs 相关心肌炎患者的诊疗提供具有实践性的指导意见和建议。

专家顾问(按姓氏拼音排序):

卜　军　　上海交通大学医学院附属仁济医院

陈佳艺　　上海交通大学医学院附属瑞金医院

卢仁泉　　复旦大学附属肿瘤医院

沈玲红　　上海交通大学医学院附属胸科医院

沈　赞　　上海交通大学附属第六人民医院

汪　成　　上海交通大学医学院附属第九人民医院黄浦分院

王佳蕾　　复旦大学附属肿瘤医院

王群山　　上海交通大学医学院附属新华医院

曾　军　　上海交通大学医学院附属第九人民医院黄浦分院

张献玲　　同济大学附属上海市第十人民医院

赵健元　　上海交通大学医学院附属新华医院

📖 参考文献

[1] KHAN Z, HAMMER C, GUARDINO E, et al. Mechanisms of immune-related adverse events associated with immune checkpoint blockade: using germline genetics to develop a personalized approach [J]. Genome Med, 2019, 11 (1):39.

[2] WANG Y, ZHOU S, YANG F, et al. Treatment-related adverse events of PD-1 and PD-L1 inhibitors in clinical trials: a systematic review and meta-analysis [J]. JAMA Oncol, 2019, 5 (7):1008 – 1019.

[3] GUO X X, WANG H P, ZHOU J X, et al. Clinical diagnosis and

treatment recommendations for cardiac adverse reactions related to immune checkpoint inhibitor [J]. Zhongguo Fei Ai Za Zhi, 2019, 22 (10):627-632.

[4] WANG D Y, SALEM J E, COHEN J V, et al. Fatal toxic effects associated with immune checkpoint inhibitors: a systematic review and meta-analysis [J]. JAMA Oncol, 2018, 4 (12):1721-1728.

[5] MAHMOOD S S, FRADLEY M G, COHEN J V, et al. Myocarditis in patients treated with immune checkpoint inhibitors [J]. J Am Coll Cardiol, 2018, 71 (16):1755-1764.

[6] 中国抗癌协会整合肿瘤心脏病学分会, 中华医学会心血管病学分会肿瘤心脏病学学组, 中国医师协会心血管内科医师分会肿瘤心脏病学专业委员会, 等. 免疫检查点抑制剂相关心肌炎监测与管理中国专家共识 (2020 版) [J]. 中国肿瘤临床, 2020, 47 (20):1027-1038.

[7] LYON A R, LÓPEZ-FERNÁNDEZ T, COUCH LS, et al. 2022 ESC guidelines on cardio-oncology developed in collaboration with the European Hematology Association (EHA), the European Society for Therapeutic Radiology and Oncology (ESTRO) and the International Cardio-Oncology Society (IC-OS): developed by the task force on cardio-oncology of the European Society of Cardiology (ESC) [J]. European Heart Journal, 2022, 43 (41):4229-4361.

[8] SALEM J E, MANOUCHEHRI A, MOEY M, et al. Cardiovascular toxicities associated with immune checkpoint inhibitors: an observational, retrospective, pharmacovigilance study [J]. Lancet Oncol, 2018, 19 (12):1579-1589.

[9] MASTER S R, ROBINSON A, MILLS G M, et al. Cardiovascular complications of immune checkpoint inhibitor therapy [J]. Journal of Clinical Oncology, 2019, 37 (15_suppl): p. 2568-2568.

[10] MOSLEHI J J, SALEM J E, SOSMAN J A, et al. Increased reporting of fatal immune checkpoint inhibitor-associated myocarditis [J]. Lancet, 2018, 391 (10124):933.

[11] JOHNSON D B, BALKO J M, COMPTON M L, et al. Fulminant myocarditis with combination immune checkpoint blockade [J]. N Engl J Med, 2016, 375 (18):1749-1755.

[12] HU J R, FLORIDO R, LIPSON E J, et al. Cardiovascular toxicities

associated with immune checkpoint inhibitors [J]. Cardiovasc Res，2019，115（5）：854－868.

［13］RUBIO-INFANTE N，RAMÍREZ-FLORES Y A，CASTILLO E C，et al. Cardiotoxicity associated with immune checkpoint inhibitor therapy：a meta-analysis [J]. Eur J Heart Fail，2021，23（10）：1739－1747.

［14］MAKUNTS T，SAUNDERS I M，COHEN I V，et al. Myocarditis occurrence with cancer immunotherapy across indications in clinical trial and post-marketing data [J]. Sci Rep，2021，11（1）：17324.

［15］OREN O，YANG E H，MOLINA J R，et al. Cardiovascular health and outcomes in cancer patients receiving immune checkpoint inhibitors [J]. Am J Cardiol，2020，125（12）：1920－1926.

［16］ZAMAMI Y，NIIMURA T，OKADA N，et al. Factors associated with immune checkpoint inhibitor-related myocarditis [J]. JAMA Oncol，2019，5（11）：1635－1637.

［17］WANG D Y，OKOYE G D，NEILAN T G，et al. Cardiovascular toxicities associated with cancer immunotherapies [J]. Curr Cardiol Rep，2017，19（3）：21.

［18］JAFFE A S，VASILE V C，MILONE M，et al. Diseased skeletal muscle：a noncardiac source of increased circulating concentrations of cardiac troponin T [J]. J Am Coll Cardiol，2011，58（17）：1819－1824.

［19］PRADHAN R，NAUTIYAL A，SINGH S. Diagnosis of immune checkpoint inhibitor-associated myocarditis：a systematic review [J]. Int J Cardiol，2019，296：113－121.

［20］中国临床肿瘤学会指南工作委员会. 免疫检查点抑制剂相关的毒性管理指南（2021 版）[J]. 2021.

［21］BONACA M P，OLENCHOCK B A，SALEM J E，et al. Myocarditis in the setting of cancer therapeutics：proposed case definitions for emerging clinical syndromes in cardio-oncology [J]. Circulation，2019，140（2）：80－91.

［22］THOMPSON J A，SCHNEIDER B J，BRAHMER J. Management of immunotherapy-related toxicities，version 1. 2022，NCCN clinical practice guidelines in oncology [J]. J Natl Compr Canc Netw. 2022 Apr；20（4）：387－405.

［23］ HOA S, LAAOUAD L, ROBERTS J, et al. Preexisting autoimmune disease and immune-related adverse events associated with anti-PD-1 cancer immunotherapy: a national case series from the Canadian Research Group of Rheumatology in Immuno-Oncology ［J］. Cancer Immunol Immunother, 2021, 70 (8):2197-2207.

［24］ VAN DER KOOIJ M K, SUIJKERBUIJK K P M, AARTS M J B, et al. Safety and efficacy of checkpoint inhibition in patients with melanoma and preexisting autoimmune disease : a cohort study ［J］. Ann Intern Med, 2021, 174 (5):641-648.

［25］ BROWN L J, WEPPLER A, BHAVE P, et al. Combination anti-PD1 and ipilimumab therapy in patients with advanced melanoma and pre-existing autoimmune disorders ［J］. J Immunother Cancer, 2021, 9 (5): e002121.

［26］ TISON A, QUERE G, MISERY L, et al. Safety and efficacy of immune checkpoint inhibitors in patients with cancer and preexisting autoimmune disease: a nationwide, multicenter cohort study ［J］. Arthritis Rheumatol, 2019, 71 (12):2100-2111.

［27］ ZHANG K, KONG X, LI Y, et al. PD-1/PD-L1 inhibitors in patients with preexisting autoimmune diseases ［J］. Front Pharmacol, 2022, 13:854967.

［28］ CORTELLINI A, BUTI S, SANTINI D, et al. Clinical outcomes of patients with advanced cancer and pre-existing autoimmune diseases treated with anti-programmed death-1 immunotherapy: a real-world transverse study ［J］. Oncologist, 2019, 24 (6): e327-e337.

［29］ MENZIES A M, JOHNSON D B, RAMANUJAM S, et al. Anti-PD-1 therapy in patients with advanced melanoma and preexisting autoimmune disorders or major toxicity with ipilimumab ［J］. Ann Oncol, 2017, 28 (2):368-376.

［30］ KOSTINE M, FINCKH A, BINGHAM C O, et al. EULAR points to consider for the diagnosis and management of rheumatic immune-related adverse events due to cancer immunotherapy with checkpoint inhibitors ［J］. Ann Rheum Dis, 2021, 80 (1):36-48.

［31］ ARBOUR K C, MEZQUITA L, LONG N, et al. Impact of baseline steroids on efficacy of programmed cell death-1 and programmed death-ligand 1 blockade in patients with non-small-cell lung cancer [J]. J Clin Oncol，2018，36（28）：2872-2878.

［32］ZHANG C，CHEN Z，MO C，et al. Real-world cardiovascular toxicity of immune checkpoint inhibitors in cancer patients：a retrospective controlled cohort study [J]. Am J Cancer Res，2021，11（12）：6074-6085.

［33］SPALLAROSSA P，TINI G，SAROCCHI M，et al. Identification and management of immune checkpoint inhibitor-related myocarditis：use troponin wisely [J]. J Clin Oncol，2019，37（25）：2201-2205.

［34］PUZANOV I，SUBRAMANIAN P，YATSYNOVICH Y V，et al. Clinical characteristics，time course，treatment and outcomes of patients with immune checkpoint inhibitor-associated myocarditis [J]. J Immunother Cancer，2021，9（6）：e002553.

［35］DOLLADILLE C，EDERHY S，SASSIER M，et al. Immune checkpoint inhibitor rechallenge after immune-related adverse events in patients with cancer [J]. JAMA Oncol，2020，6（6）：865-871.

［36］ESCUDIER M，CAUTELA J，MALISSEN N，et al. Clinical features，management，and outcomes of immune checkpoint inhibitor-related cardiotoxicity [J]. Circulation，2017，136（21）：2085-2087.

［37］SHALATA W，ABU-SALMAN A，STECKBECK R，et al. Cardiac toxicity associated with immune checkpoint inhibitors：a systematic review [J]. Cancers (Basel)，2021，13（20）：5218.

［38］WANG F，QIN S，LOU F，et al. Retrospective analysis of immune checkpoint inhibitor-associated myocarditis from 12 cancer centers in China [J]. Journal of Clinical Oncology，2020，38（15_suppl）：e15130-e15130.

［39］MOSLEHI J，LICHTMAN A H，SHARPE A H，et al. Immune checkpoint inhibitor-associated myocarditis：manifestations and mechanisms [J]. J Clin Invest，2021，131（5）：e145186.

［40］SECTION OF PRECISION MEDICAL OF CHINESE SOCIETY OF CARDIOLOGY OF CHINESE MEDICAL ASSOCIATION，EDITORIAL BOARD OF CHINESE JOURNAL OF CARDIOLOGY，WORKING GROUP ON ADULT MYOCARDITIS. Chinese expert consensus statement on clinical diagnosis and treatment of fulminant myocarditis in adults [J]. Zhonghua Xin Xue Guan Bing Za Zhi, 2017, 45 (9):742-752.

[41] CAFORIO A L, PANKUWEIT S, ARBUSTINI E, et al. Current state of knowledge on aetiology, diagnosis, management, and therapy of myocarditis: a position statement of the European Society of Cardiology Working Group on Myocardial and Pericardial Diseases [J]. Eur Heart J, 2013, 34 (33):2636-2648, 2648a-2648d.

[42] HEINZERLING L, OTT P A, HODI F S, et al. Cardiotoxicity associated with CTLA4 and PD1 blocking immunotherapy [J]. J Immunother Cancer, 2016, 4:50.

[43] 林瑾仪, 王妍, 侯惠萍, 等. 软组织肉瘤患者可溶性 ST2 的临床价值: 一项单中心横断面研究 [J]. 中国癌症杂志, 2020, 30 (12):996-1001.

[44] ALHUMAID W, YOGASUNDARAM H, SENARATNE J M. Slow bidirectional ventricular tachycardia as a manifestation of immune checkpoint inhibitor myocarditis [J]. Eur Heart J, 2021, 42 (29): 2868.

[45] POWER J R, ALEXANDRE J, CHOUDHARY A, et al. Electrocardiographic manifestations of immune checkpoint inhibitor myocarditis [J]. Circulation, 2021, 144 (18):1521-1523.

[46] ZLOTOFF D A, HASSAN M Z O, ZAFAR A, et al. Electrocardiographic features of immune checkpoint inhibitor associated myocarditis [J]. J Immunother Cancer, 2021, 9 (3):e002007.

[47] LOGSTRUP B B, NIELSEN J M, KIM W Y, et al. Myocardial oedema in acute myocarditis detected by echocardiographic 2D myocardial deformation analysis [J]. Eur Heart J Cardiovasc Imaging, 2016, 17 (9):1018-1026.

[48] SKOURI H N, DEC G W, FRIEDRICH M G, et al. Noninvasive imaging in myocarditis [J]. J Am Coll Cardiol, 2006, 48 (10):2085-2093.

[49] AWADALLA M, MAHMOOD S S, GROARKE J D, et al. Global longitudinal strain and cardiac events in patients with immune checkpoint inhibitor-related myocarditis [J]. J Am Coll Cardiol, 2020, 75 (5):467-478.

［50］SHEN Y, ZHANG H, ZHANG Q, et al. Right ventricular ejection fraction assessed by three-dimensional echocardiography is associated with long-term adverse clinical cardiac events in patients with anthracycline-induced cardiotoxicity ［J］. J Am Soc Echocardiogr, 2022, 35 （6）:600 - 608.

［51］XU Y, SHI J, ZHAO R, et al. Anthracycline induced inconsistent left ventricular segmental systolic function variation in patients with lymphoma detected by three-dimensional speckle tracking imaging ［J］. Int J Cardiovasc Imaging, 2019, 35 （5）:771 - 779.

［52］CADOUR F, CAUTELA J, RAPACCHI S, et al. Cardiac MRI features and prognostic value in immune checkpoint inhibitor-induced myocarditis ［J］. Radiology, 2022, 303 （3）:512 - 521.

［53］KRAMER C M, HANSON C A. CMR parametric mapping in immune checkpoint inhibitor myocarditis: novel noninvasive tools in a lethal condition ［J］. J Am Coll Cardiol, 2021, 77 （12）:1517 - 1519.

［54］BOUGHDAD S, LATIFYAN S, FENWICK C, et al. （68） Ga-DOTATOC PET/CT to detect immune checkpoint inhibitor-related myocarditis ［J］. J Immunother Cancer, 2021, 9 （10）: e003594.

［55］FINKE D, HECKMANN M B, HERPEL E, et al. Early detection of checkpoint inhibitor-associated myocarditis using （68） Ga-FAPI PET/CT ［J］. Front Cardiovasc Med, 2021, 8:614997.

［56］CHEN W, JEUDY J. Assessment of myocarditis: cardiac MR, PET/CT, or PET/MR? ［J］. Curr Cardiol Rep, 2019, 21 （8）:76.

［57］KOELZER V H, ROTHSCHILD S I, ZIHLER D, et al. Systemic inflammation in a melanoma patient treated with immune checkpoint inhibitors-an autopsy study ［J］. J Immunother Cancer, 2016, 4:13.

［58］SCHNEIDER B J, NAIDOO J, SANTOMASSO B D, et al. Management of immune-related adverse events in patients treated with immune checkpoint inhibitor therapy: ASCO guideline update ［J］. J Clin Oncol, 2021, 39 （36）:4073 - 4126.

［59］VERONESE G, AMMIRATI E. Differences in clinical presentation and outcome between immune checkpoint inhibitor-associated myocarditis and classical acute myocarditis: Same disease, distinct challenges to face ［J］. Int J Cardiol, 2019, 296:124 - 126.

[60] THOMPSON J A, SCHNEIDER B J, BRAHMER J, et al. NCCN guidelines insights: management of immunotherapy-related toxicities, version 1. 2020 [J]. J Natl Compr Canc Netw, 2020, 18 (3):230 - 241.

[61] BALL S, GHOSH R K, WONGSAENGSAK S, et al. Cardiovascular toxicities of immune checkpoint inhibitors: JACC review topic of the week [J]. J Am Coll Cardiol, 2019, 74 (13):1714 - 1727.

[62] WANG C, LIN J, WANG Y, et al. Case series of steroid-resistant immune checkpoint inhibitor associated myocarditis: a comparative analysis of corticosteroid and tofacitinib treatment [J]. Front Pharmacol, 2021, 12:770631.

[63] LYON A R, LÓPEZ-FERNÁNDEZ T, COUCH L S, et al. 2022 ESC Guidelines on cardio-oncology developed in collaboration with the European Hematology Association (EHA), the European Society for Therapeutic Radiology and Oncology (ESTRO) and the International Cardio-Oncology Society (IC-OS) [J]. Eur Heart J, 2022, 43 (41): 4229 - 4361.

[64] ZHANG L, ZLOTOFF D A, AWADALLA M, et al. Major adverse cardiovascular events and the timing and dose of corticosteroids in immune checkpoint inhibitor-associated myocarditis [J]. Circulation, 2020, 141 (24):2031 - 2034.

[65] CAUTELA J, ZERIOUH S, GAUBERT M, et al. Intensified immunosuppressive therapy in patients with immune checkpoint inhibitor-induced myocarditis [J]. J Immunother Cancer, 2020, 8 (2): e001887.

[66] GUO C W, ALEXANDER M, DIB Y, et al. A closer look at immune-mediated myocarditis in the era of combined checkpoint blockade and targeted therapies [J]. Eur J Cancer, 2020, 124:15 - 24.

[67] MAHMOOD S S, CHEN C L, SHAPNIK N, et al. Myocarditis with tremelimumab plus durvalumab combination therapy for endometrial cancer: a case report [J]. Gynecol Oncol Rep, 2018, 25:74 - 77.

[68] LEHMANN L H, CAUTELA J, PALASKAS N, et al. Clinical strategy for the diagnosis and treatment of immune checkpoint inhibitor-associated myocarditis: a narrative review [J]. JAMA

Cardiol, 2021, 6 (11):1329 - 1337.

[69] KWON H J, COTÉ T R, CUFFE M S, et al. Case reports of heart failure after therapy with a tumor necrosis factor antagonist [J]. Ann Intern Med, 2003, 138 (10):807 - 811.

[70] DOMS J, PRIOR J O, PETERS S, et al. Tocilizumab for refractory severe immune checkpoint inhibitor-associated myocarditis [J]. Ann Oncol, 2020, 31 (9):1273 - 1275.

[71] ESFAHANI K, BUHLAIGA N, THÉBAULT P, et al. Alemtuzumab for immune-related myocarditis due to PD-1 therapy [J]. N Engl J Med, 2019, 380 (24):2375 - 2376.

[72] TAY R Y, BLACKLEY E, MCLEAN C, et al. Successful use of equine anti-thymocyte globulin (ATGAM) for fulminant myocarditis secondary to nivolumab therapy [J]. Br J Cancer, 2017, 117 (7):921 - 924.

[73] SALEM J E, ALLENBACH Y, VOZY A, et al. Abatacept for severe immune checkpoint inhibitor-associated myocarditis [J]. N Engl J Med, 2019, 380 (24):2377 - 2379.

[74] GOLAND S, CZER L S, SIEGEL R J, et al. Intravenous immunoglobulin treatment for acute fulminant inflammatory cardiomyopathy: series of six patients and review of literature [J]. Can J Cardiol, 2008, 24 (7):571 - 574.

[75] MAISCH B, RUPPERT V, PANKUWEIT S. Management of fulminant myocarditis: a diagnosis in search of its etiology but with therapeutic options [J]. Curr Heart Fail Rep, 2014, 11 (2):166 - 177.

[76] ZHANG H, LIN J, SHEN Y, et al. Protective effect of crocin on immune checkpoint inhibitors-related myocarditis through inhibiting NLRP3 mediated pyroptosis in cardiomyocytes via NF-κB pathway [J]. J Inflamm Res, 2022, 15:1653 - 1666.

[77] QIN B D, JIAO X D, ZHOU X C, et al. Effects of concomitant proton pump inhibitor use on immune checkpoint inhibitor efficacy among patients with advanced cancer [J]. Oncoimmunology, 2021, 10 (1):1929727.

[78] TAJMIR-RIAHI A, BERGMANN T, SCHMID M, et al. Life-

threatening autoimmune cardiomyopathy reproducibly induced in a patient by checkpoint inhibitor therapy [J]. J Immunother, 2018, 41 (1):35 – 38.

[79] NORWOOD T G, WESTBROOK B C, JOHNSON D B, et al. Smoldering myocarditis following immune checkpoint blockade [J]. J Immunother Cancer, 2017, 5 (1):91.

[80] LIU Q, YU Y, LIN J, et al. Treatment strategy for myocarditis in patients using immune checkpoint inhibitors or combined anti-vascular endothelial growth factor therapy by clinical severity [J]. Eur J Cancer, 2021, 157:10 – 20.

[81] SHANKAR B, ZHANG J, NAQASH A R, et al. Multisystem immune-related adverse events associated with immune checkpoint inhibitors for treatment of non-small cell lung cancer [J]. JAMA Oncol, 2020, 6 (12):1952 – 1956.

[82] HUSSAINI S, CHEHADE R, BOLDT R G, et al. Association between immune-related side effects and efficacy and benefit of immune checkpoint inhibitors - a systematic review and meta-analysis [J]. Cancer Treat Rev, 2021, 92:102134.

[83] ALLOUCHERY M, LOMBARD T, MARTIN M, et al. Safety of immune checkpoint inhibitor rechallenge after discontinuation for grade >/= 2 immune-related adverse events in patients with cancer [J]. J Immunother Cancer, 2020, 8 (2): e001622.

[84] BALANESCU D V, DONISAN T, PALASKAS N, et al. Immunomodulatory treatment of immune checkpoint inhibitor-induced myocarditis: Pathway toward precision-based therapy [J]. Cardiovasc Pathol, 2020, 47:107211.

[85] BRAHMER J R, LACCHETTI C, SCHNEIDER B J, et al. Management of immune-related adverse events in patients treated with immune checkpoint inhibitor therapy: american society of clinical oncology clinical practice guideline [J]. J Clin Oncol, 2018, 36 (17): 1714 – 1768.

[86] PELEG HASSON S, SALWEN B, SIVAN A, et al. Re-introducing immunotherapy in patients surviving immune checkpoint inhibitors-mediated myocarditis [J]. Clin Res Cardiol, 2021, 110 (1):50 – 60.

［87］CURIGLIANO G，LENIHAN D，FRADLEY M，et al. Management of cardiac disease in cancer patients throughout oncological treatment：ESMO consensus recommendations ［J］. Ann Oncol，2020，31（2）：171－190.

注：英文版原文已发表于《临床癌症通报（英文）》（*Clinical Cancer Bulletin*）2022 年第 1 卷第 3 期；中文版原文已发表于《中国临床医学》2023 年第 30 卷第 2 期。

图书在版编目(CIP)数据

免疫检查点抑制剂相关心肌炎：从基础到临床/葛均波，程蕾蕾主编. —上海：复旦大学
出版社，2024. 4
ISBN 978-7-309-17175-4

Ⅰ.①免… Ⅱ.①葛… ②程… Ⅲ.①免疫抑制剂-应用-心肌炎-诊疗 Ⅳ.①R979.5
②R542.2

中国国家版本馆 CIP 数据核字(2024)第 005288 号

免疫检查点抑制剂相关心肌炎：从基础到临床
葛均波 程蕾蕾 主编
责任编辑/刘 冉

复旦大学出版社有限公司出版发行
上海市国权路 579 号 邮编：200433
网址：fupnet@fudanpress.com http://www.fudanpress.com
门市零售：86-21-65102580 团体订购：86-21-65104505
出版部电话：86-21-65642845
常熟市华顺印刷有限公司

开本 890 毫米×1240 毫米 1/32 印张 6.375 字数 160 千字
2024 年 4 月第 1 版
2024 年 4 月第 1 版第 1 次印刷
印数 1—4 100

ISBN 978-7-309-17175-4/R · 2074
定价：68.00 元

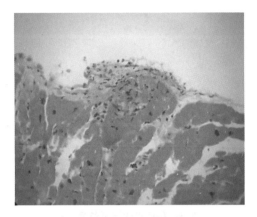

彩图 1　心肌细胞损伤

注：心肌活检中可见到心肌细胞损伤（×200）。
表现为炎症细胞直接侵犯心肌细胞，受损
心肌细胞变性坏死。

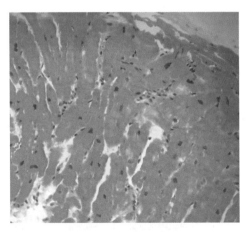

彩图 2　炎症细胞浸润

注：心肌细胞间可见数灶炎症细胞浸润（×200）

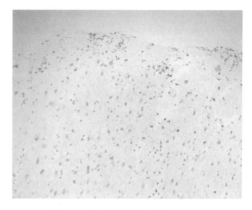

彩图 3　免疫组织化学结果（一）

注：免疫组织化学染色示心肌细胞间浸润的 CD3 阳性 T 淋巴细胞（CD3 IHC ×200）。

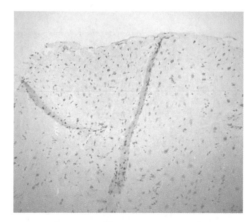

彩图 4　免疫组织化学结果（二）

注：免疫组织化学染色示心肌细胞间几乎未见到 CD20 阳性 B 淋巴细胞（CD20 IHC ×200）。

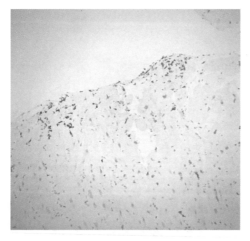

彩图 5　免疫组织化学结果（三）

注：免疫组织化学染色示心肌细胞间 T 淋巴细
胞主要为 CD8 阳性（CD8 IHC ×200）。

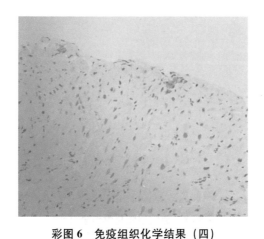

彩图 6　免疫组织化学结果（四）

注：免疫组织化学染色示心肌细胞间见少量
CD4 阳性 T 淋巴细胞（CD4 IHC ×200）。

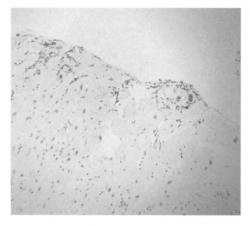

彩图 7 免疫组织化学结果 （五）
注：免疫组织化学结果示心肌细胞间多量巨噬
细胞浸润［CD68（KP1）×200］。

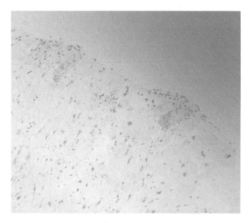

彩图 8 免疫组织化学结果 （六）
注：免疫组织化学结果示受损心肌细胞表达
PD‐L1［PD‐L1（22C3）×200］。

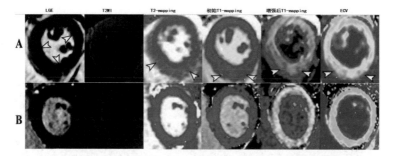

彩图 9　两名接受免疫检查点抑制剂治疗的患者的心脏 MRI

注：A. 一名 48 岁有 ICIs 相关心肌炎的男性患者的心脏 MRI 图像。延迟强化
图像显示左心室心肌呈分散分布的延迟增强（白色箭头）。抑脂黑血
T_2WI 未显示明显的高信号。T_2 mapping 显示左室心肌 T_2 值异常增加
（白色箭头）。初始 T_1 mapping 显示左室心肌（白色箭头）内 T_1 值延长。
增强后 T_1 mapping 也显示左室心肌 T_1 值异常改变。细胞外容积图显示扩
大的细胞外容积区域在左室心肌中（白色箭头）中呈散在和斑片状分布。
B. 一例 66 岁男性无 ICIs 相关心肌炎的心脏 MRI。在心脏 MRI 中未观察
到异常信号。

引自：ZHAO S H., YUN H., CHEN C Z., et al. Applying quantitative
CMR parameters for detecting myocardial lesion in immune checkpoint
inhibitors-associated myocarditis [J]. Eur J Radiol, 2022, 156：110558.

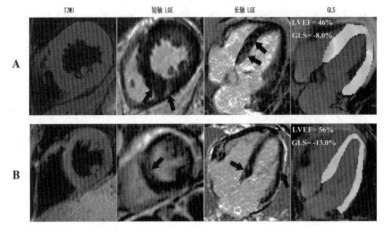

彩图 10　两例有 ICIs 相关心肌炎的心源性死亡患者的心脏 MRI

注：A. 63 岁老年男性患者，他的左室射血分数是 46%。B. 50 岁男性患者，他的左室射血分数是 46%。抑脂黑血 T_2WI 没有发现左室心肌的明显异常信号改变；左室短轴和 4 腔心长轴延迟强化检测出左室心肌的延迟强化（黑色箭）。左室长轴的应变分析提示左室整体纵向应变是减弱的。

引自：ZHAO S H, YUN H, CHEN C Z, et al. The prognostic value of global myocardium strain by CMR-feature tracking in immune checkpoint inhibitor-associated myocarditis [J]. Eur Radiol, 2022, 32(11): 7657 - 67.